JN231556

ユーキャンの医療事務お仕事マニュアル

ゼロからわかる公費ガイド

監修　酒井深有

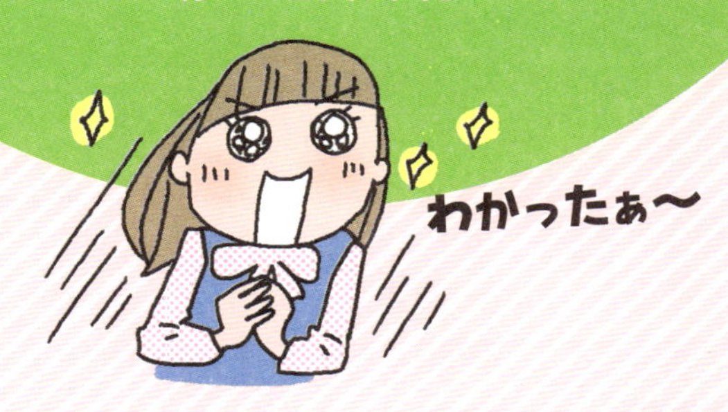

はじめに

医療機関の現場で指導をする中で昔から変わることがないのは、**医療事務員の公費に対する「苦手意識」**です。多くの事務員さんが公費の話をすると顔をしかめます。彼女たちは口をそろえて「試験でほとんど必要なかったので、公費の人が自分のクリニックに来ることはないと思っていた」といいます。かくいう私も新人の頃、実は同じように思っていました。医療事務員の仕事はレセプト（保険請求）作成がすべてだと思っていたからです。

そのレセプトもどんどん進化し、以前は手書きだったものが今ではオンラインで請求する時代になりました。試験勉強のように一から計算しなくても作れてしまうので、その簡単さに驚く一方、あまり勉強してこなかった**公費対応の多さに面食らい、受付で右往左往してしまう**というのが現実です。また、公費の重要性に気づいても**「公費の本は難しすぎて、内容が理解できる気がしない」**と簡単にあきらめてしまう人がほとんどです。

私も新人の頃は公費が苦手でした。だから公費が苦手な新人さんたちの気持ちが身に沁みてわかります。何冊も本を買っては挫折を繰り返しました。どうして挫折したかというと、本の内容が難しすぎて現場につながるイメージができなかったからです。もっと現場向けのわかりやすい本があれば——。

今回この本のお話をいただいたとき、チャンスだと思いました。

かつての自分が探し求めても出会えなかった、

医療事務員でもスラスラと読め、
現場で慌てたときに役立つ実践的なコツが載っていて、
顧客満足度の高い対応ができるマニュアル本。

という“理想”に近い一冊ができたと自負しています。

この本を通して、少しでも理解が深まり「公費ってちょっと面白いかも」と思っていただけるだけでも嬉しいです。そして医療事務という仕事がますます楽しくなり、活き活きと現場に立てることを願います。

酒井 深有

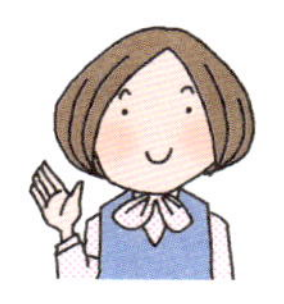

もくじ

マンガ　医療事務員が特にニガテなもの……それは公費です。……1
医療保険……2
医療保険以外の医療保障制度……4

公費負担医療制度　8

公費負担医療制度とは……8
申請から給付に至るまでの大まかな流れ……10
窓口で確認するもの……10
自己負担上限額管理票の書き方……11
負担割合と公費の優先順位……12
医療費助成制度……13

法別番号 10　結核一般医療……14
法別番号 11　結核入院医療……22
法別番号 12　医療扶助……28
法別番号 13/14　戦傷病者療養給付／戦傷病者更生医療……36
法別番号 15/16　自立支援医療（更生医療）／自立支援医療（育成医療）……43
法別番号 17　療育医療……56
法別番号 18/19　原爆認定医療／原爆一般医療……62
法別番号 20　措置入院……72
法別番号 21　自立支援医療（精神通院医療）……74
法別番号 22　麻薬入院措置……84
法別番号 23　養育医療……88
法別番号 24　自立支援医療（療養介護医療）……94

法別番号25 中国残留邦人（ざんりゅうほうじん） 99
法別番号28/29 一類・二類感染症／新感染症 103
法別番号30 心神喪失（しんしんそうしつ） 112
法別番号38 肝炎治療特別促進事業 115
法別番号51 特定疾患治療研究事業 123
法別番号52 小児慢性特定疾病に関する助成 128
法別番号53 児童福祉施設措置医療 135
法別番号54 特定医療（指定難病） 139
法別番号66 石綿健康被害救済制度 147

労災・自賠責保険制度 152

労災保険制度 152
自賠責保険制度 155

高額療養費制度と「限度額適用認定証」 158

付録① 指定難病一覧 160
付録② 注意が必要な公費に関するレセプト 174
付録③ 患者負担一覧 190
さくいん 194

column 7, 15, 21, 27, 31, 35, 50, 53, 61, 71, 83, 86, 100, 111, 113, 118, 126, 156, 157, 159

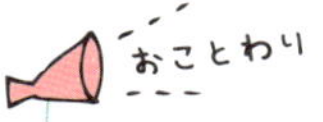
おことわり

本書掲載内容は2019年3月現在のものです。
法改正等により変更があった場合は、弊社ホームページ内「法改正・追録情報」コーナーに掲載する予定です。
http://www.u-can.co.jp/book

医療事務員が特にニガテなもの……それは公費です。

公費は p.8 から

5年前…
あのー
はいっ
ドキッ
……この場合、公費制度を
併用できるって
聞いたんですけど……
え?!
えーと….
これ…ですか…
えーと
ですね…
どの公費？
何で調べれば
いいの？
大丈夫？
えーと
カチャカチャカチャカチャ

現在…
全部ダメダメだったけど
公費は特にニガテだったなぁ…
思ってもみない
質問ばかりされるし…
申請書類
自己負担額
保険制度の改正
レセプト
資格試験と
実務は
ぜんぜん
違うし
カチャカチャ
これは？
こっちは？
あのえーと
ん？
…自費になるの？
どうなの？ ねえ？
えーとえーと
…いかが
されましたか？
こちらの場合は
この書類に
ご記入いただき
その後…
テキパキ
テキパキ
すごーい
うんうんなるほど
公費は患者さんに大きな
メリットのある制度です
また、正しい請求方法を知らないと
収入に反映されません
適用可能な方に丁寧かつ適切なご案内をし
正しく保険請求ができる
これが医療事務員の腕の見せどころです
自信をもってご案内できるよう
一緒にポイントを見ていきましょう
はいっ

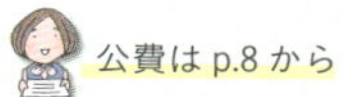

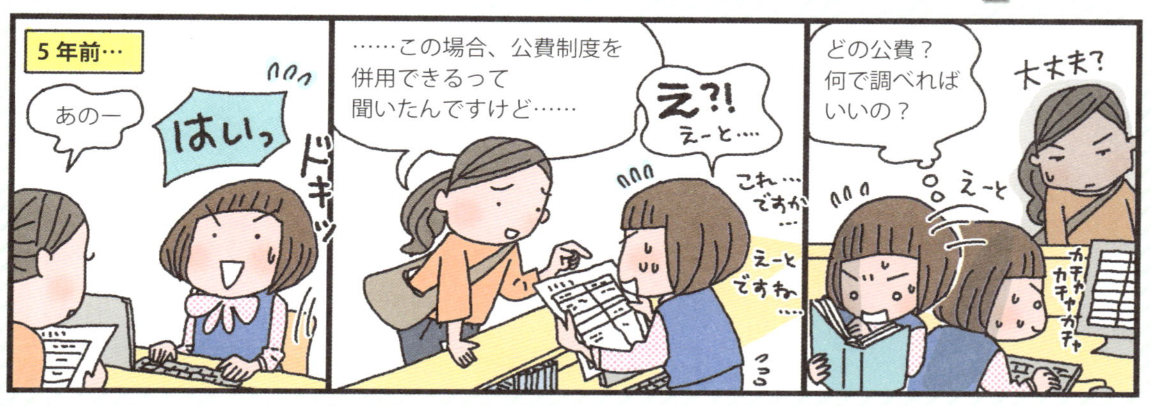

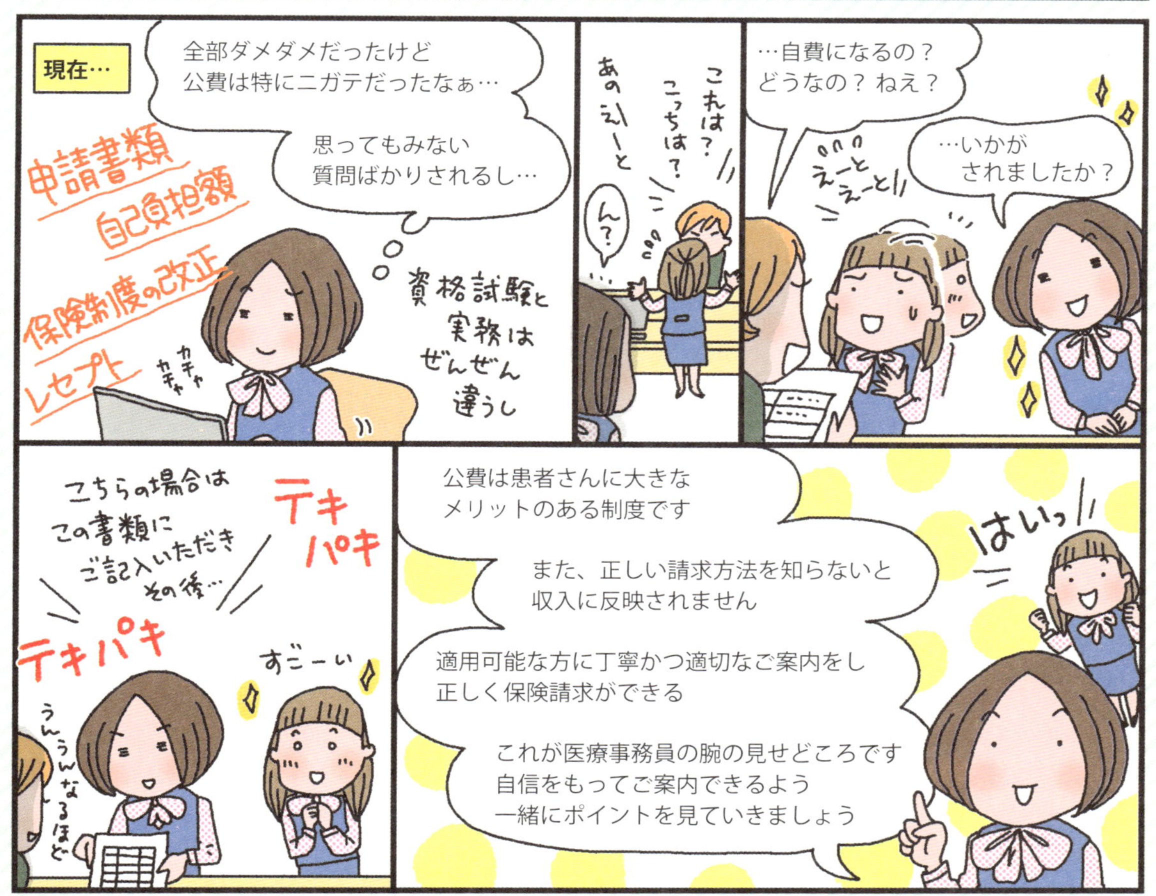

医療保険

国民皆保険制度が取られている日本では、ほぼすべての人が何らかの医療保険に加入しています。ただ、全員が同じ保険に入っているわけではありません。まずは医療保険にはどんな種類があり、それぞれどのような違いがあるのかをおさらいしておきましょう。

医療保険の分類

医療保険
- 職域保険
- 地域保険
- 後期高齢者医療制度

公的な医療保険の
種類は、大きく3つに
分けられます

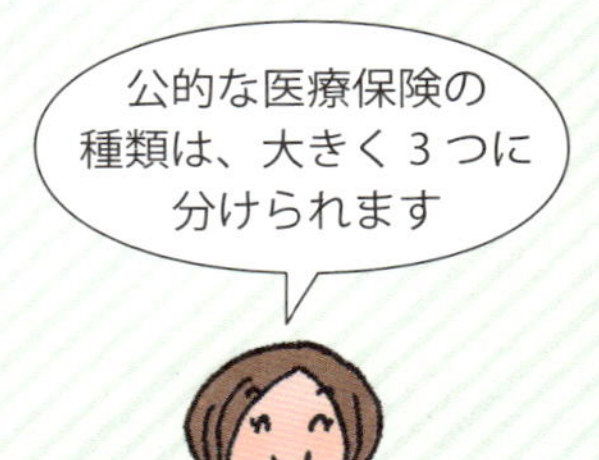

主に75歳未満が加入

職域保険（社会保険）

職域保険は、「社会保険」とも呼ばれ、会社に勤める人や事業者が加入する「健康保険」のほか、公務員が加入する「共済組合」、船員が加入する「船員保険」などがあります。

健康保険の分類

① **組合管掌健康保険（組合けんぽ）**
大企業や同じ事業を行う複数の企業が独自に健保組合を設立して運営する健康保険

② **全国健康保険協会管掌健康保険（協会けんぽ）**
健康保険組合がない事業所の社員などを対象とした健康保険
※主に中小企業で働く会社員とその家族が加入

地域保険（国民健康保険）

地域保険とは、いわゆる「国民健康保険」のことで、以下の2種類があります。

① 市区町村などの自治体が運営するもの

対　象　職域保険に加入していない75歳未満の人

主な加入者　自営業者、農業従事者、フリーターなど

② 国民健康保険組合が運営するもの

対　象　特定の職種の自営業者（同種同業による組合員）

主な加入者　医師、薬剤師、弁護士、税理士、理容師など

※それぞれの職種で国保組合を形成

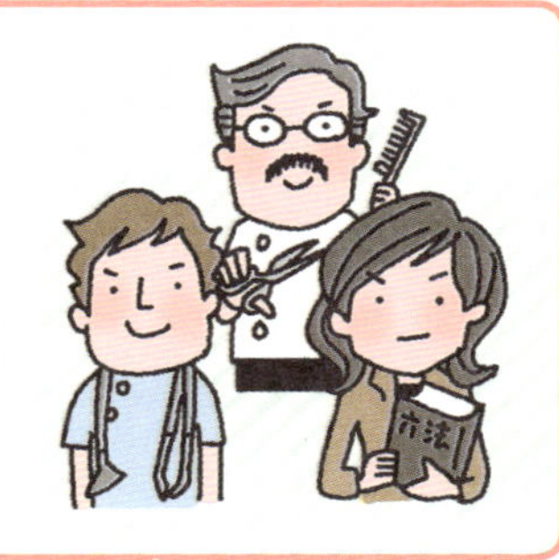

75歳以上が加入

後期高齢者医療制度

2008年4月から施行された高齢者が対象の医療制度です。75歳以上の人を「後期高齢者」と定義し、高齢期に必要となる医療を確保することを目的としています。

対　象　① 75歳以上の人

② 一定の障害があり申請により認定を受けた65歳以上75歳未満の人

※被保険者になると、それまでに加入していた国民健康保険や健康保険などの資格はなくなる

実施主体　各都道府県に設置された広域連合（全市区町村が加入）

分　担　① 広域連合が担当：被保険者の認定、保険料の決定、医療の給付

② 市区町村が担当：被保険者への被保険者証の引き渡し、保険料の徴収、被保険者からの届出や申請の受付業務

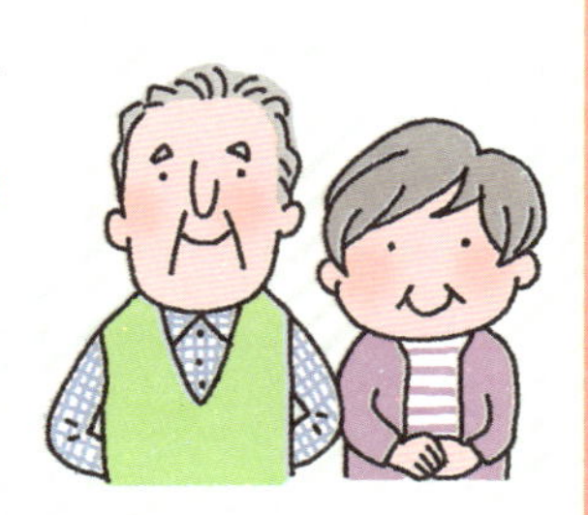

すべての人が安心して医療を受けられる社会を維持するため、高齢者と若者の間の世代間の公平を図る目的で、2017年4月から段階的に医療保険料の見直しが図られています

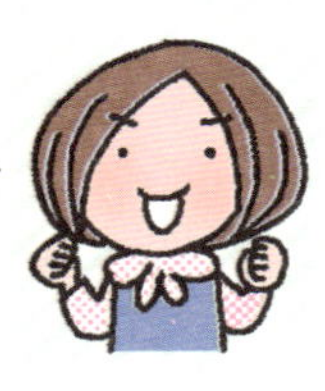

医療保険以外の医療保障制度

日本国憲法第25条に定められた「健康で文化的な最低限度の生活を営む権利」を守るため、その足りない分を補う制度は医療保険だけではありません。ここでは医療保険以外の医療保障制度のうち代表的な4つの制度についておさらいしておきましょう。

医療保険以外の主な医療保障制度

- 公費負担医療制度
- 労災保険制度
- 自賠責保険制度
- 介護保険制度

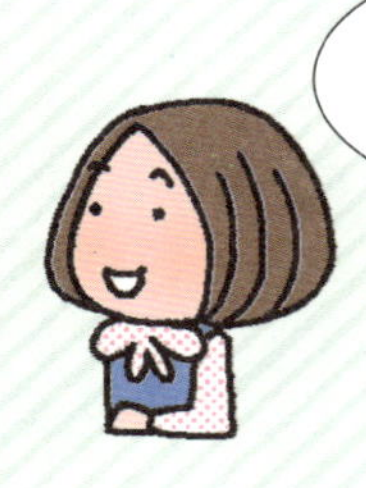

公費負担医療制度（➡p.8）

日本の医療保障制度において、「医療保険」や「後期高齢者医療制度」と並ぶ大きな柱の1つが「公費負担医療制度」です。公費負担医療制度は、社会福祉や公衆衛生の向上・発展を目的として行われているもので、国や地方公共団体が税収を財源として、医療に関する費用の負担を行う制度です。詳しくはp.8以降で説明します。

労災保険制度（➡p.152）

労災保険とは、労働者災害補償保険法に基づいて保険給付が行われる制度で、業務中に発生したケガや病気、通勤途中での負傷などに適用されます。また、休業中の賃金の補償に加え、障害が残った場合や死亡した場合にも、被災した本人または家族に保険給付が行われるのが特徴です。

労災保険では、仕事中に起きた災害を「業務災害」、通勤途中や勤務中に移動時などに発生した災害を「通勤災害」と呼びます。なお、労災保険による給付を受けている場合には、健康保険などの公的医療保険の給付を受けることはできません。労災保険の給付を受ける場合は、被災した本人または家族が、労災指定医療機関や労働基準監督署に保険給付請求書を提出します。

労災保険制度の大まかな流れ

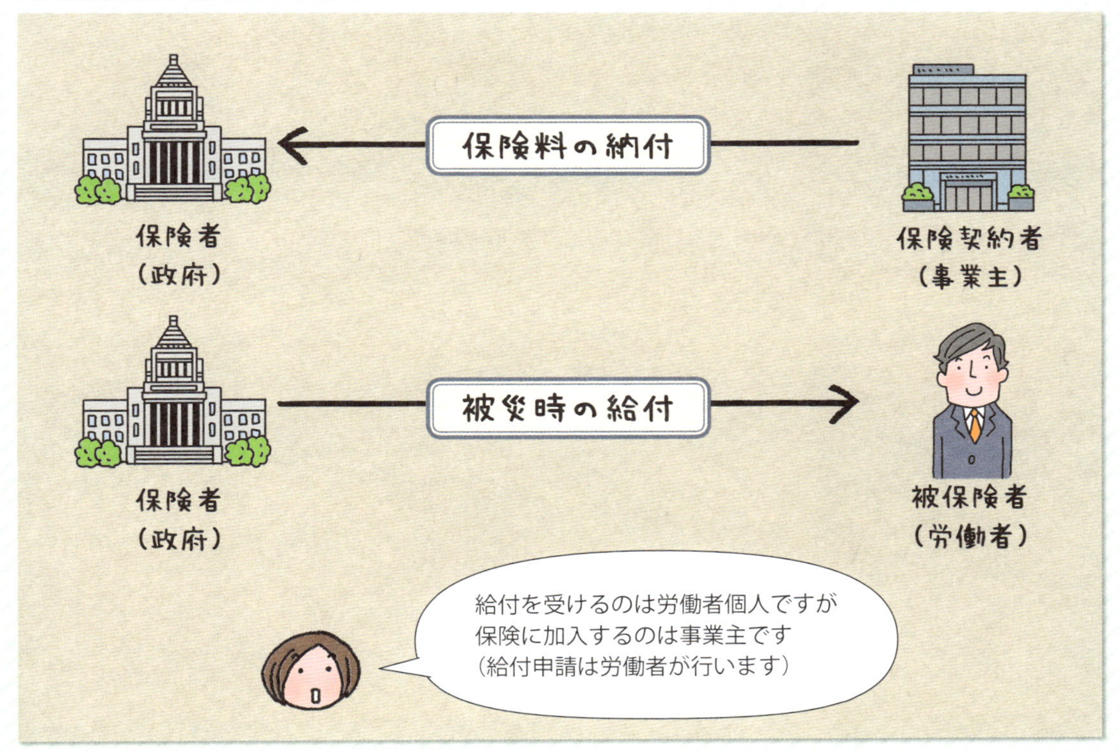

自賠責保険制度（➡p.155）

車やバイクなどによる交通事故でケガをした場合に適用されるのが自賠責保険制度（正式名称：自動車損害賠償責任保険制度）です。車やバイクの保有者・運転者は、保険に加入することが法律で義務付けられており、事故が起きたとき、加害者が加入している自賠責保険によって被害者の治療費などが支払われます。ただし、被害者側に重大な過失があった場合には減額されるほか、被害者1人ごとの限度額も設定されており、これを超える部分は任意加入の保険で賄われることになります。

介護保険制度

介護が必要となった高齢者を社会全体で支えていくための制度です。2000年4月から新たに設けられたもので、40歳以上のすべての国民が個人で加入し、介護が必要となった人に自立した日常生活が送れるように適切なサービスを提供するのが目的です。

介護保険制度の保険者となるのは市区町村で、国民は40歳から健康保険と一緒に保険料が徴収され、この保険料と公費で運営が行われています。40～64歳の人は、対象となる特定疾病により介護が必要だと認定された場合、また65歳以上の人は、要介護認定で介護が必要と認定された場合に、それぞれ介護サービスを受けることができます。

なお、自己負担額については、介護保険の施行当初はすべての人が1割負担でしたが、現在は所得に応じて1～3割負担となっています。

介護保険制度の大まかな流れ

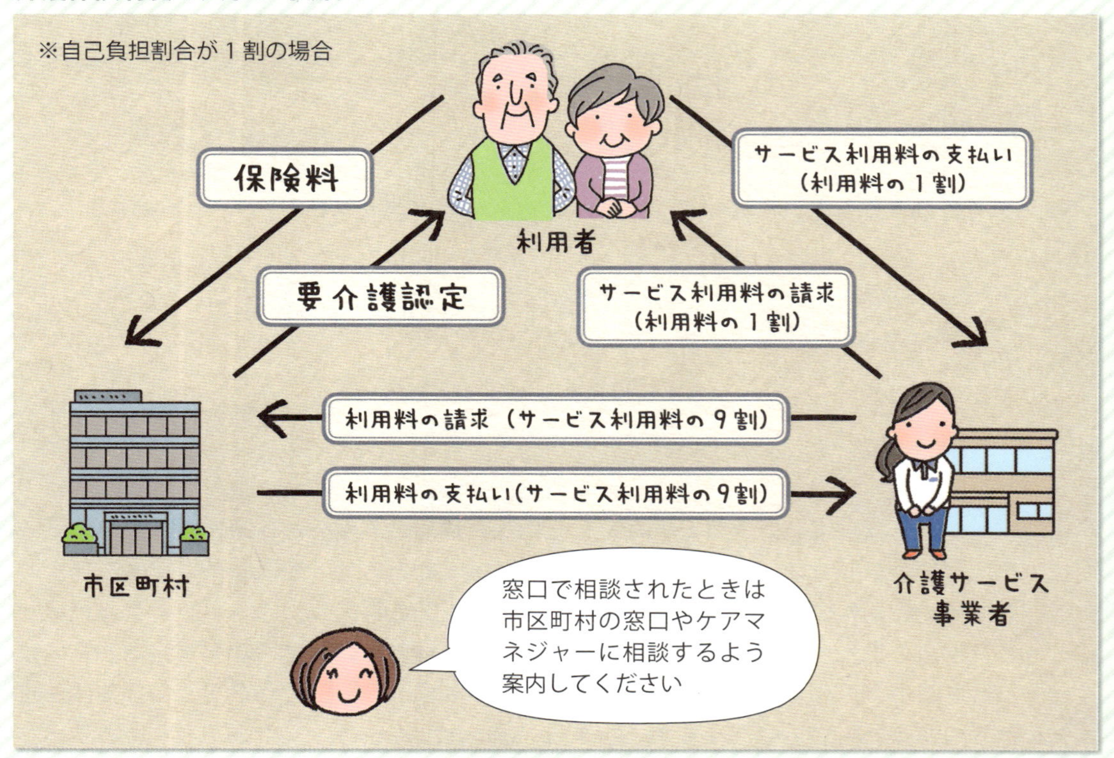

column

どうして医療事務員は公費が苦手なのか？

医療事務員の多くは公費が苦手です。うまく案内できず、患者さんに「ここには医療事務員は１人もいないのか？」と目の前で嫌味をいわれたり、怒られたりすることも珍しくありません。

患者さんが怒るのも無理はありません。医療事務員として受付に立っている以上、最低限の知識はあると思うのは当然のことです。事務員への不信感はさらに「会計を余分にとられていないか？」などといった疑念につながりますし、そうなると最悪、医療機関全体の信用も失いかねません。

ではどうして医療事務員は公費が苦手なのでしょう？

「資格勉強で重要な部分と現場で必要な部分がまったく違うことにびっくりした」「いったい今まで何の勉強をしてきたのだろう？」「こんなことなら公費の授業をもっとやってほしかった」という嘆きはほとんどの医療事務員にとって“あるある”でしょう。学校や資格試験優先の勉強ではたいてい公費は省かれるため（授業はあっても数時間）、事務員のほとんどは「公費はそれほど重要なものではない」という認識をもっています。事実「先生にいわれるまま教科書にアンダーラインを引いたけど、まったく内容を理解していない」という声をよく耳にします。また、「公費で来院する患者さんはほとんどいない。かなりのレアケースだから勉強しないのだろう」と思っていたら、来るわ来るわ、いろいろな受給者証を窓口にもってこられて泣きそうになったなどという話もよく聞きます。

公費を軽視しがちな認識を改めることが、現状打破の第一歩といえるかもしれません。

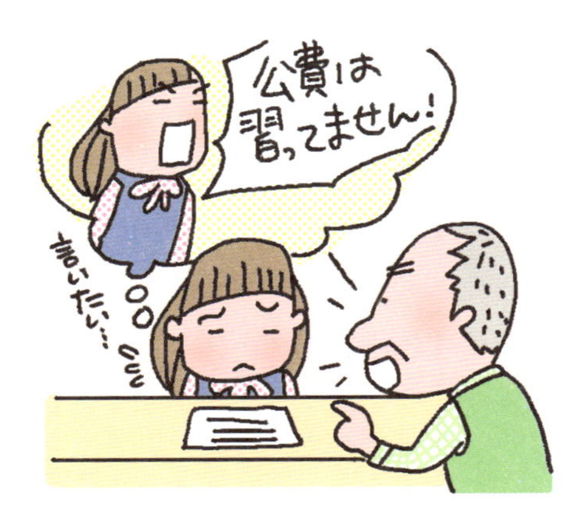

公費負担医療制度

公費負担医療制度は、疾患や患者さんの置かれている境遇に応じて医療費の一部あるいは全額を国や地方自治体が負担する制度です。給付条件や負担割合、給付に必要な書類や手続き、患者さんからよく出る疑問など、現場で迷いがちな点を法別番号ごとにまとめました。

公費負担医療制度とは

公費（主に税金）を使って医療に関する給付が行われるこの制度の対象になるのは、難病などの特定疾患に苦しむ人々や生活保護に代表される社会的弱者などです。

公費に関する法律や制度は多数あり、そのそれぞれで対象者や国が負担する金額（診療費全体に占める負担の割合）などが定められています。申請の仕方や必要書類なども制度ごとに異なるため、希望者（患者さん）から質問や相談をされる機会は少なくありません。プロとして具体的かつわかりやすい案内ができるよう十分な知識を備えておきたいものです。

公費負担医療制度の目的

1. 社会的弱者の救済
2. 障害者の福祉
3. 難病・慢性疾患の治療研究と助成
4. 戦争への国家補償や健康被害への救済
5. 公衆衛生の向上

公費負担医療制度の
目的は大きくこの
5つに区分する
ことができます

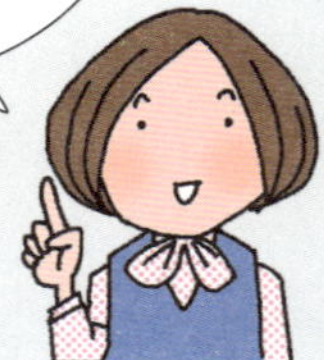

表1 主な公費負担医療制度と給付の目的

法別番号	制度・法律の分類	制度・法律名	給付の目的	掲載ページ
10	結核一般医療	感染症法〔第37条の2（適正医療）〕	公衆衛生の向上	p.14
11	結核入院医療	感染症法〔第37条（入院医療）〕		p.22
12	医療扶助	生活保護法	社会的弱者の救済	p.28
13	戦傷病者療養給付	戦傷病者特別援護法	戦争への国家補償や健康被害への救済	p.36
14	戦傷病者更生医療			
15	自立支援医療（更生医療）	障害者総合支援法	障害者の福祉	p.43
16	自立支援医療（育成医療）			
17	療育医療	児童福祉法	社会的弱者の救済	p.56
18	原爆認定医療	原子爆弾被爆者に対する援護に関する法律	戦争への国家補償や健康被害への救済	p.62
19	原爆一般医療			
20	措置入院	精神保健福祉法	公衆衛生の向上	p.72
21	自立支援医療（精神通院医療）	障害者総合支援法	障害者の福祉	p.74
22	麻薬入院措置	麻薬及び向精神薬取締法	公衆衛生の向上	p.84
23	養育医療	母子保健法	社会的弱者の救済	p.88
24	自立支援医療（療養介護医療）	障害者総合支援法	障害者の福祉	p.94
25	中国残留邦人	中国人残留邦人等の円滑な帰国の促進及び永住帰国後の自立の支援に関する法律	戦争への国家補償や健康被害への救済	p.99
28	一類・二類感染症	感染症法	公衆衛生の向上	p.103
29	新感染症			
30	心神喪失	心神喪失等の重大な他害行為を行った者の医療及び観察等に関する法律		p.112
38	肝炎治療特別促進事業	肝炎治療特別促進事業	難病・慢性疾患の治療研究と助成	p.115
51	特定疾患治療研究事業	難病の患者に対する医療等に関する法律		p.123
52	小児慢性特定疾病に関する助成	児童福祉法	社会的弱者の救済	p.128
53	児童福祉施設措置医療			p.135
54	特定医療（指定難病）	難病の患者に対する医療等に関する法律	難病・慢性疾患の治療研究と助成	p.139
66	石綿健康被害救済制度	石綿による健康被害の救済に関する法律	戦争への国家補償や健康被害への救済	p.147

申請から給付に至るまでの大まかな流れ

公費は何の手続きもなく自動的に支給されるものではありません。どの制度もまずは希望者（または代理人）が公費を申請するところから始まります。制度ごとに小さな違いこそあるものの、その後認可が下り給付を受けるまでの大まかな流れはだいたい一緒です。

公費負担医療制度の大まかな流れ

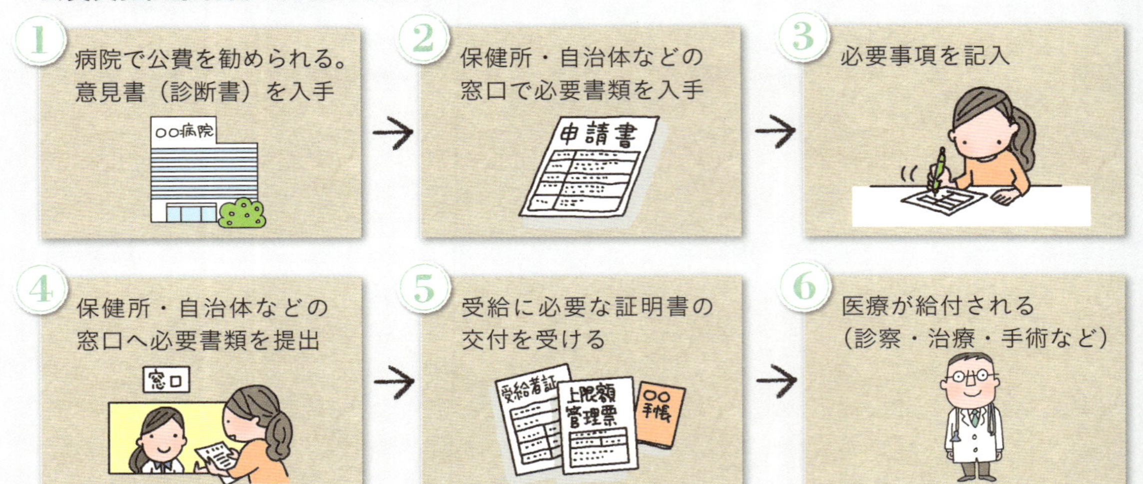

窓口で確認するもの

公費の受給者であることの確認や負担額（負担割合）などを確認したり、過払いを防ぐために必要な証明書や書類は右記の3点です。公費を受給している患者さんには持参するのを忘れないようアナウンスしてください。

窓口で患者さんに提示してもらうもの

① **保険証**

② **受給者証**……受給者であることや1カ月あたりの上限額を確認するために必要（例：p.49 図1）

③ **自己負担上限額管理票**……金額の内訳と累積額を把握し、過払いを防ぐために必要（例：p.49 図3）

※③はすべての公費で必要なわけではありません

自己負担上限額管理票の書き方

※各都道府県によってレイアウト等は変わります

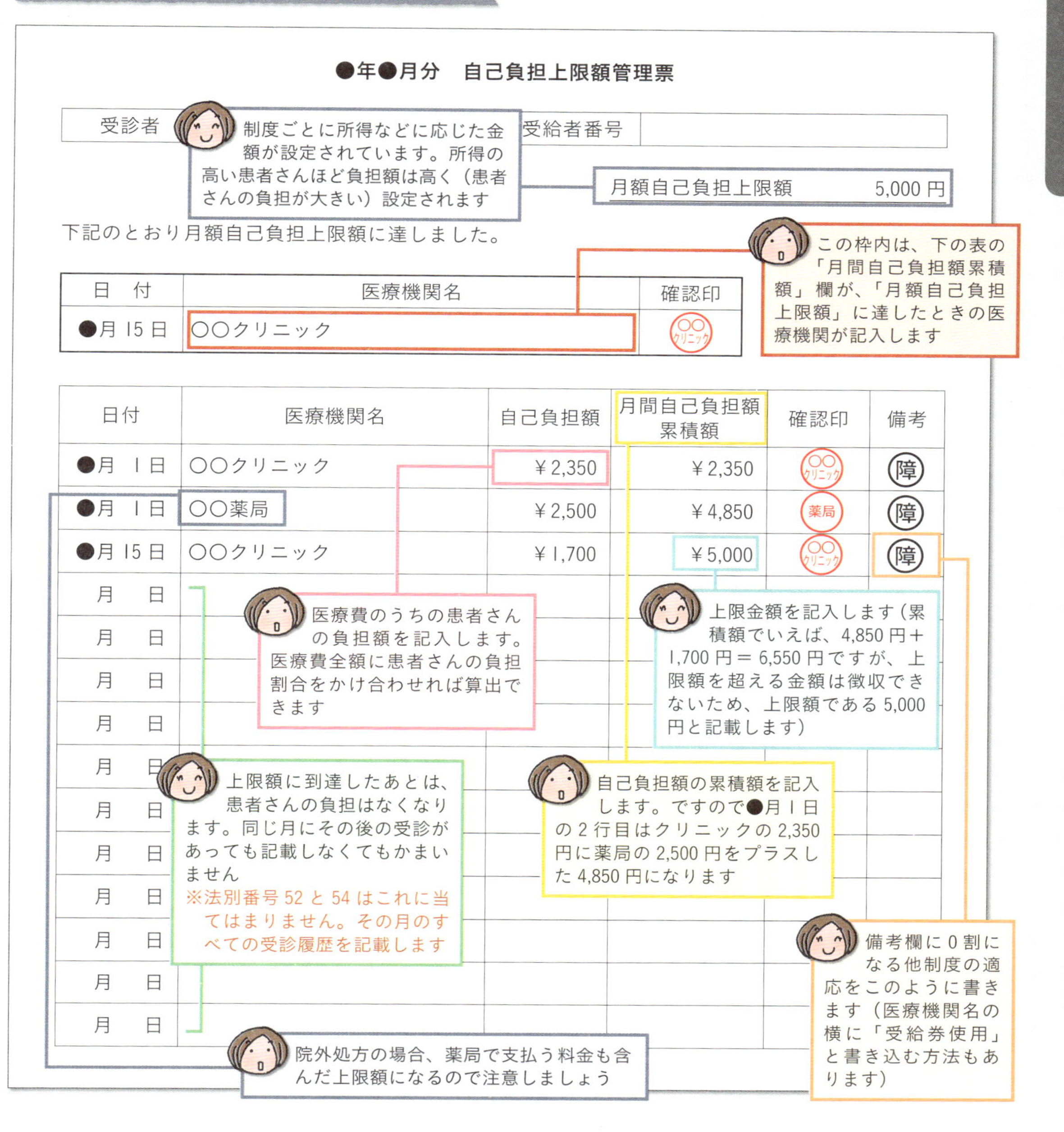

●年●月分　自己負担上限額管理票

受診者		受給者番号	

月額自己負担上限額　5,000円

下記のとおり月額自己負担上限額に達しました。

日　付	医療機関名	確認印
●月15日	○○クリニック	○○クリニック

日付	医療機関名	自己負担額	月間自己負担額累積額	確認印	備考
●月　1日	○○クリニック	￥2,350	￥2,350	○○クリニック	障
●月　1日	○○薬局	￥2,500	￥4,850	薬局	障
●月15日	○○クリニック	￥1,700	￥5,000	○○クリニック	障
月　日					
月　日					
月　日					
月　日					
月　日					
月　日					
月　日					
月　日					
月　日					
月　日					
月　日					

負担割合と公費の優先順位

簡単にいうと、公費医療によって生じる費用の負担方法には「公費を優先するもの」と「保険を優先するもの」があります。それぞれ下のような意味です。

- **公費を優先するもの**……公費の対象となる医療費を全額公費で負担するもの
- **保険を優先するもの**……公費の対象となる医療費に医療保険が適用され、医療保険によって生じる一部負担金を公費が負担するもの

公費医療によって生じる費用の負担割合は、制度ごとに若干異なりますが、ありがたいことにある程度パターン化されています。たとえば、ほとんどのものは「保険を優先するもの」です。さらにいえば、複数の公費医療の対象となっている患者さんの療養で優先される公費の順位は下記の順番で決まっています。

大枠から押さえていくと
一見ルール無用に思える
負担割合も徐々に
理解できるように
なってきますよ

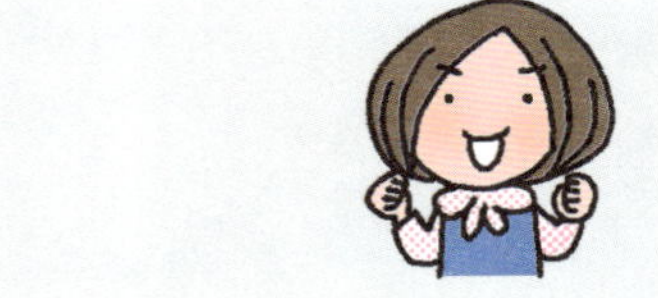

図 公費の優先順位

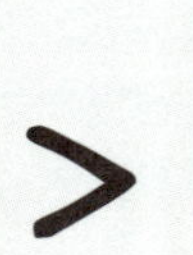

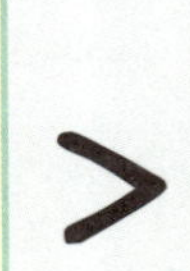

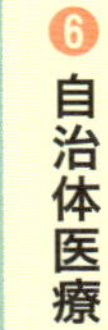

❶ 公費を優先する公費 ＞ ❷ 医療保険 ＞ ❸ 医療保険を優先する公費（生活保護法以外） ＞ ❹ 生活保護法 ＞ ❺ 特例高齢者 ＞ ❻ 自治体医療

＜該当する法別番号＞

❶：法別番号13、14、18、29、30
❸：法別番号10、11、15〜17、19〜25、28、38、51〜54、62、66
❹：法別番号12

医療費助成制度

プラスの助成が受けられる自治体医療費助成制度

公費負担医療制度は、国や地方自治体の予算の範囲内で実施されるものです。それとは別に都道府県や市区町村の中には、条例や規則により独自の助成制度を設けているところもあり、通常の公費負担医療制度に上乗せして助成が受けられるケースもあります。

対象者や
支給要件などは
地域ごとに異なります。
わからないことが
出た場合は、市役所などの
窓口に問い合わせて
確認してください

表2 自治体が独自に行っている医療費助成制度の種類

医療保険の自己負担を助成するもの	乳幼児、母子・父子家庭、高齢者、心身障害者等を対象にした補助など
国の公費負担医療の自己負担分を助成するもの	感染症法による結核医療の5％負担など
国の公費負担医療の対象を拡大するもの	指定難病患者の対象疾患・年齢の拡大など

医療費助成制度に対する認識の悲しき実態

医療費助成制度について、医療事務員がまず頭にしっかり叩き込むべきことは、制度の詳細ではありません。それよりもずっと前のステップとして「公費と医療費助成制度は別物である」ことを認識する必要があります。というのも、現場ではどちらも公費として認識している医療事務員が非常に多いからです。「無料だから公費」と早合点してしまわないよう気をつけましょう。当然、保険請求（レセプト）の表記も異なるため、どのように計上されているか見比べてみるのもよいでしょう。

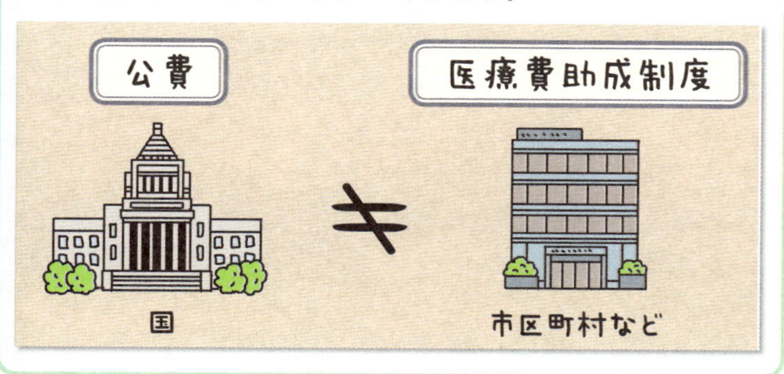

それでは次のページから
法別番号ごとに制度の詳細を
見ていきましょう

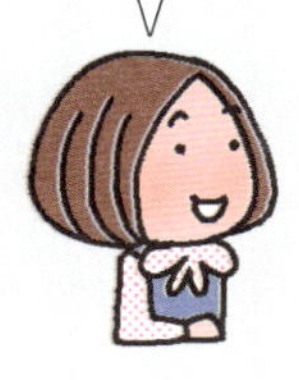

結核一般医療

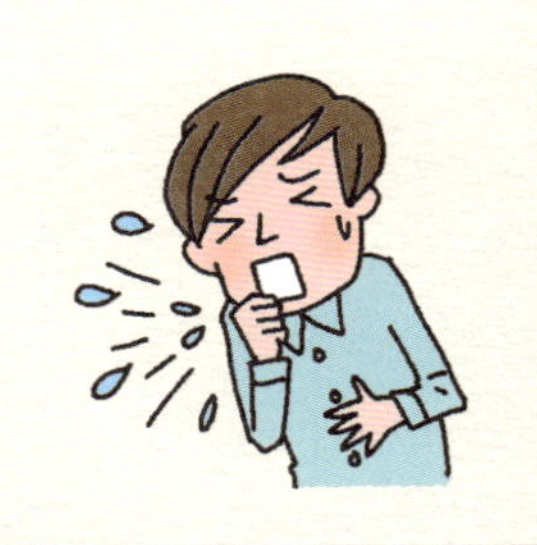

法律名 感染症法　実施主体 都道府県等

窓口で行うこと

①「被保険者証」と「患者票」（有効期間など）を確認する
②患者負担分（5%）の料金を徴収する

制度の解説

結核患者の医療費を公費で負担する制度です。一般の通院患者を対象に、結核治療の医療費を公費負担します。

対象者

①肺結核および肺外結核患者
②潜在性結核感染症患者（比較的最近感染した疑いのある人、または発病の危険が高い人）

※化学療法等によって効果が認められる治療に関する入院患者は法別番号10の対象です。11（入院医療）ではない点に注意！

担当医療機関

都道府県が指定する結核の指定医療機関
※指定を受けるには保健所への手続きが必要です

point

医師の届出義務

結核は全数報告対象の感染症で、すべての医師がすべての患者さんの発生について報告する義務を負います。結核患者であると診断した場合は、二類感染症として最寄りの保健所に届出を行わなくてはいけません。

届出を忘れがちです

負担割合

- 医療保険と併用時

医療保険　70％	公費　25％	自己負担　5％

- 後期高齢者＋公費（結核一般医療）の併用時

医療保険　90％	公費　5％	自己負担　5％

- 生活保護＋公費（結核一般医療）の併用時

公費　95％	生活保護　5％

請求方法

公費併用扱いとして、下記に請求します。なお、生活保護は法別番号10（結核一般医療）と12（生活保護）の併用扱いになります。

<請求先>

- 社会保険・生活保護併用分➡支払基金
- 国民健康保険・後期高齢者併用分➡国保連合会

column

結核の一般医療（10）と入院医療（11）の違いはどこからくるのか

法別番号10と11はどちらも結核に関する規定ですが、10は一般医療、11は入院医療に関するものという違いがあります。入院が必要か否かの違いはどこからくるのでしょうか？　それは「排菌の有無」にあります。現在進行形で体外に菌を撒(ま)き散らしている場合は、感染拡大のおそれがあるため入院の必要があり法別番号11の対象となります。具体的には、痰の塗抹検査の結果が陽性の場合、入院が必要となります。

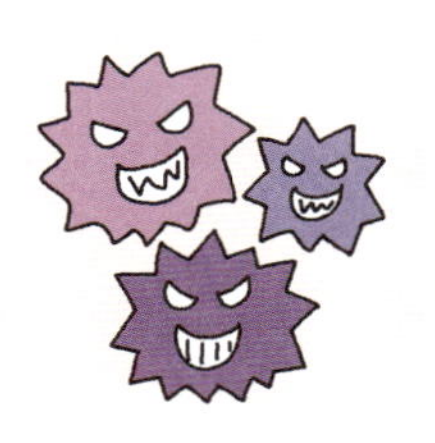

給付内容

下の**表**に示す通りです。

表 結核一般医療の対象となる医療

○：対象、×：対象外

	項目	対象適否
診察	初診料	×
	再診料、外来管理加算	×
	外来診察料	×
医学管理	特定疾患療養管理料	×
	小児科外来診察料	×
	外来栄養食事指導料	×
	薬剤情報提供料	×
	診療情報提供料	×
	傷病手当金意見書交付料	×
	療養費同意書交付料	×
	診断書料・協力料	×
在宅	在宅時医学総合管理料、施設入居時等医学総合管理料	×
画像	X 線	○
	CT	○
	MRI	×

	項目	対象適否
検査	結核菌検査	○
	副作用を確認するための検査	○
	上記検査の判断料、採血料	○
	上記以外の検査〔血沈検査、核酸増幅検査（PCR 法）を含む〕	×
投薬	化学療法	○
	処方料、特定疾患処方管理加算	○
	調剤料	○
	処方せん料、特定疾患処方管理加算	○
	調剤技術基本料	○
注射	注射料	○
処置・手術・入院	外科的療法	○
	骨関節結核の装具療法	○
	上記療法に必要な処置その他の治療	○
	上記療法に必要な入院	○
食事	入院時食事療養（生活療養）	×

血沈（けっちん）検査と核酸増幅検査（PCR 法）を
公費扱いで算定してしまうミスが
多いので注意！

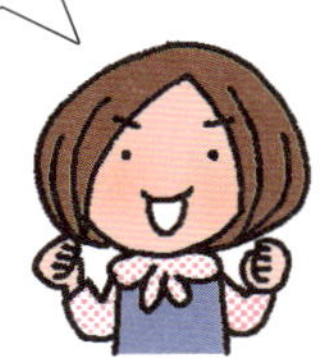

申請の流れ

1

結核指定医療機関で結核の診断を受けます。

2

患者さん本人または保護者が、居住地を管轄する保健所を通じて都道府県等に申請を行います。

【必要となる申請書類】
・結核医療費公費負担申請書（図1）
・医療を受けようとする医師が作成した診断書
・X 線写真（申請前 3 カ月以内に撮影されたもの）

3

保健所に設置された感染症診査協議会に諮問（しもん）したうえで、都道府県等が承認・不承認を決定します。

4

承認された場合には「患者票」（図2）が交付されます。

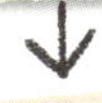

5

「患者票」の有効期限は 6 カ月が限度です。継続治療または再治療の場合は再申請を行います。

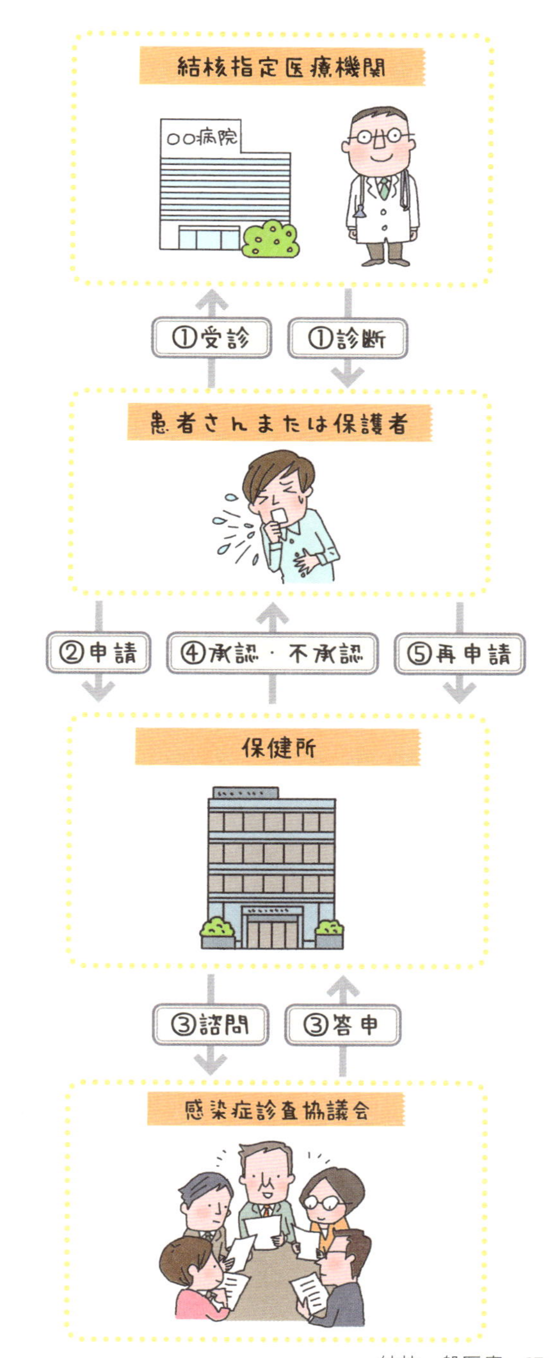

図1 結核医療費公費負担申請書

感染症患者医療費公費負担申請書

年　月　日

感染症の予防及び感染症の患者に対する医療に関する法律（第 37 条／第37条の2）の規定により医療費公費負担を申請します。

申請者の氏名 ＿＿＿＿＿＿＿＿

申請者の住所 ＿＿＿＿＿＿＿＿

患者との関係 ＿＿＿＿＿＿＿＿

患者の氏名		性別	男・女	生年月日	年　月　日
住　所					
保険者等の種別	健保（本人・家族）　国保（一般・退職本人・退職家族）				
	生保（保護受給中・保護申請中）　その他（　　）				
高齢者の医療の確保に関する法律による医療の受給資格	有・無	年　月　から			

これに診断書と
胸部Ｘ線写真を
添えて申請して
もらいます

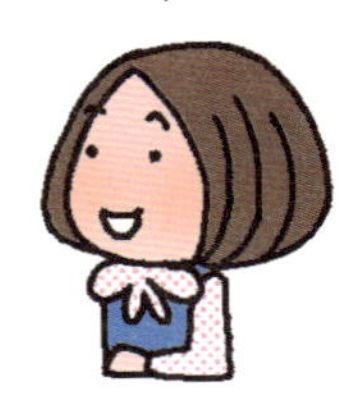

図2 患者票

患　者　票　　都道府県（政令市・特別区）　印

項目		内容
公費負担者番号		1 0
公費負担医療の受給者番号		
交付保健所名称及び所在地		
交付年月日		年　月　日
患者	氏名	
	性別／生年月日	男・女　年　月　日
	住所	
被保険者等の別		健保（本人・家族） 国保（一般・退職本人・退職家族） 生保（保護受給中・保護申請中）
高齢者の医療の確保に関する法律による医療の受給資格		有　・　無
診療報酬		健保の例 高齢医療の例（　年　月から） 協　定
結核指定医療機関（病院・診療所）	名称	
	所在地	
有効期間		年　月　日から 年　月　日まで

病名	1	2	3

医療の種類		
A 化学療法	1 抗結核薬（　）剤使用	1 薬品名 INH　RFP　RBT　SM EB　KM　TH　EVM PZA　PAS　CS 2 1のうち局所療法に用いるもの（　）
	2 副腎皮質ホルモン剤	薬品名（　）
B 外科的療法	1 肺結核	1 肺虚脱療法　2 空洞直達療法 3 肺切除術
	2 結核性膿胸	
	3 骨関節結核	
	4 泌尿器結核	
	5 その他（　）	
C 骨関節結核の装具療法		
D A～Cに必要なX線検査及び菌検査，B又はCに必要な処置，その他の治療		
E B又はCに必要な収容		日間（術前　日間～術後　日間）

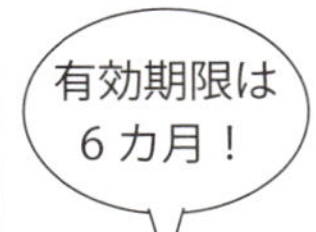

結核一般医療に関する助成

申請についてよくある質問

Q 結核の疑いがあって受診し、「結核」で診断が確定したのですが、治療費の一部は公費で賄えるのでしょうか？

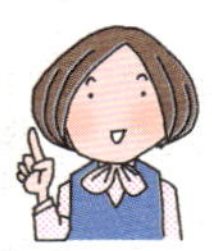

結核の状態によって外来治療または入院治療となりますが、**保健所を経由して都道府県知事に対して申請すれば、外来は医療費の自己負担分は5%で、残りの25%は公費負担となります。** 入院に関しては、自己負担分は全額公費負担となります（ただし、所得によって自己負担が発生する場合もあります）。

Q 医療内容が変更になったときはどうすればいいですか？

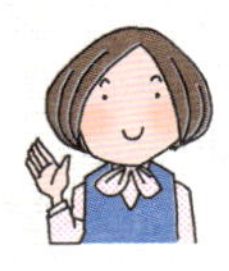

患者票の「医療の種類」の欄にあるもの以外の医療が必要になった場合は、入院期間を変更する場合を除き、患者票を添付して再度申請する必要があります。また、患者票記載の指定医療の変更・居住地の変更・保険種別の変更（国民健康保険から社会保険への変更等）の場合は**変更届（指定医療機関等変更届）**を提出する必要があります。

Q 治療が終わったあと、「患者票」はどうすればよいでしょうか？

治療が終了したり、治療の必要がなくなった場合、「患者票」はすみやかに**保健所に返納**しなければいけません。

※治療終了時に、保健所に返納することを受付で伝えてさしあげるとよいでしょう

Q 職場で結核に感染した場合、労災は適用されますか？

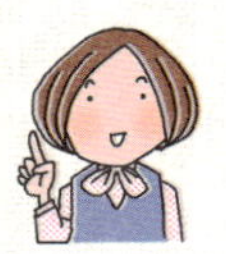

結核の感染は経路が特定できないため、必ずしも職場で感染したとはいえず、労災に認定されないことがあります。**保健所（もしくは労働基準監督署）に相談**するとよいでしょう。

意外と知らない

フォローアップCheck!

＜算定に関するＱ＆Ａ＞

☑結核の確定診断のために行った検査の費用は公費負担になるの？

――診断確定のための検査は、**基本的には公費負担の対象にはなりません**。

☑抗結核薬の投与を行った際、処方料・処方せん料・調剤料・調剤技術基本料・薬剤料は公費負担の対象になるの？　また、加算点数の特定疾患処方管理加算、医学管理料の薬剤情報提供料や特定疾患療養管理料は対象になるの？

――公費負担の対象となる医療が「化学療法」であれば、**処方料・処方せん料・調剤料・調剤技術基本料・薬剤料は対象**になります。**特定疾患処方管理加算も対象**です。ただし、薬剤情報提供料や特定疾患指導管理料は「医学管理等」であるため、対象外です。

☑診断にあたって、結核菌検査（塗抹・培養）、赤血球沈降速度測定、X線撮影を行った際、検査実施料のほかに検査判断料、採血料やX線撮影の造影剤注入手技料も公費負担が可能？

――**検査判断料、採血料、X線撮影の造影剤注入手技料は公費負担の対象**ですが、赤血球沈降速度測定は公費での算定は不可です。

☑公費申請時の診断書料は自費でいただくの？

——**公費の対象とはなりません**が、下記の通り**保険請求で算定できます**。(B012)傷病手当金意見交付料（100点）で算定する。さらに被保険者である患者さんについてこの申請手続きに協力して保険医療機関が代行した場合は、同じく傷病手当金意見書交付料の所定点数を協力料として算定できる（それぞれ社会保険・国民健康保険に請求する）。

（例）診断書料と、申請手続きを代行（協力）した場合
・社保本人→診断書料100点＋協力料100点＝200点
・社保家族→診断書料100点のみ（協力料は被保険者のみ）

column

窓口で受給者証を提示された場合のパニック例と対処法

①「受給者証」が何の（何に対する）公費なのかがわからない

対処法 受給者証に書いてある法別番号（公費番号の左2ケタ）から推測する

②自院で公費対象として取り扱ってよい症例なのかがわからない

対処法 まず①公費の取り扱いが指定医療機関でなければダメなのかを確認。指定医療機関でしか受付できない場合、②自院が指定を受けるための届出を出しているかを確認する。指定医でなかった場合、患者さんにそのことをきちんと説明し、指定医を受診するよう促す

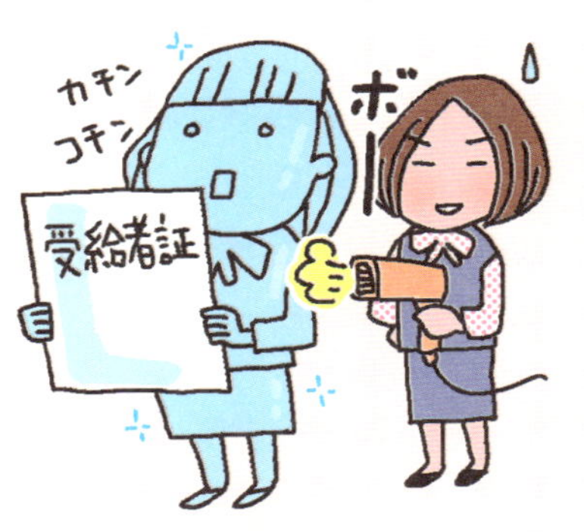

③本日の会計分（自己負担金）が発生するかがわからない

対処法 本や取り扱い機関で公費が適用できるかを確認する

結核入院医療

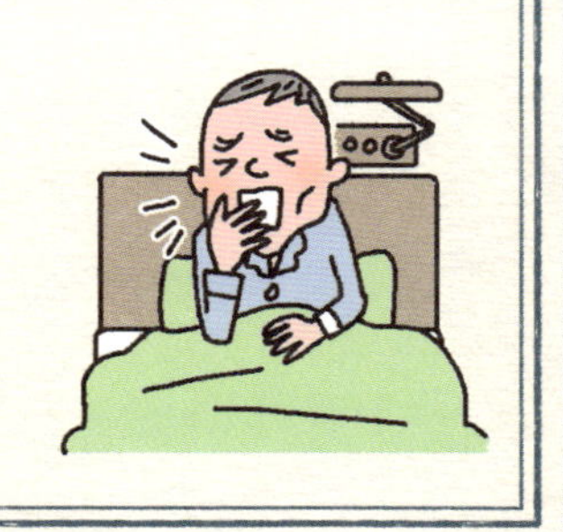

法律名 感染症法　実施主体 都道府県等

窓口で行うこと

「被保険者証」と「患者票」（有効期間・自己負担額など）を確認する

制度の解説

結核患者が結核を感染させるおそれがある場合、患者さんに対して医療機関への入院が勧告されます。このとき、患者さんが安心して適正な治療を受けられるよう、**入院治療に必要な医療費を全額公費で負担**する制度です。

対象者

結核に感染し、蔓延させるおそれがあると認められた人（下記①②のいずれかに該当する人）。

①肺または咽頭・気管支等の結核患者であり、喀痰塗抹検査の結果が陽性であるとき

②①の喀痰塗抹検査の結果は陰性だが、喀痰・胃液または気管支鏡検体を用いた塗抹検査・培養検査または核酸増幅法の検査の**いずれかの結果が陽性であり、以下A～Cのいずれかに該当するとき**

A．感染防止のための入院が必要と判断される呼吸器の症状がある

B．外来治療中に排菌量の増加がある

C．不規則治療や治療中断により再発している

※対象の考え方は自治体によって異なる場合があります

結核は指定医療機関への入院になるので、クリニックで受け入れることはほとんどありません

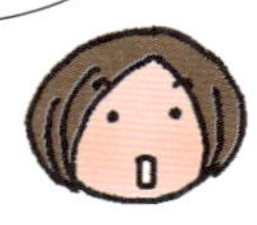

担当医療機関

都道府県が指定する結核の指定医療機関
※指定を受けるには保健所への手続きが必要です

point

入院にあたっての医師の届出義務

結核患者が「入院したとき」または「退院したとき」は、いずれも7日以内に最寄りの保健所に下記について届出をすることが義務付けられています。

- **入院したとき**：患者さんの氏名・住所・病名・入院年月日・病院の名称と所在地、など
- **退院したとき**：患者さんの氏名・年齢・職業・住所・病名・退院年月日・病院の名称と所在地・退院時の病状および菌排出の有無、など

負担割合

建前として全額公費負担が原則ですが、医療保険の給付を受けられる場合には、医療保険が優先され、一部負担相当分が公費負担の対象となります。

- **所得税147万円以下の場合**

医療保険	公費

※自己負担はありません

- **所得税147万円超の場合**

医療保険	公費	自己負担

自己負担（上限2万円）

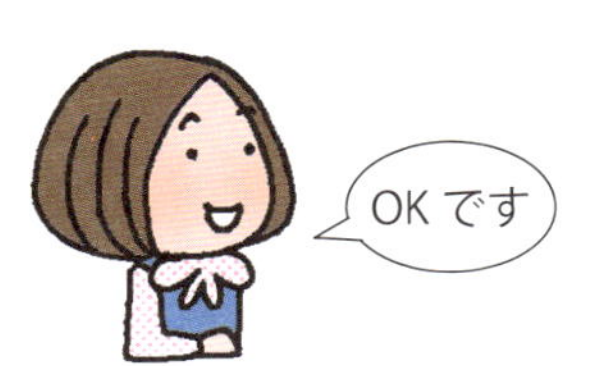

患者さんまたは同一生計の家族の所得税の合計年額が147万円を超える場合、自己負担が発生します

申請の流れ

1

結核指定医療機関で結核の診断を受けます。

2

入院した患者さん本人またはその保護者が、患者さんの居住地を管轄する保健所を通じて都道府県等に申請を行います。

【必要となる申請書類】
- 結核医療費公費負担申請書
- 医療を受けようとする医師が作成した診断書
- X 線写真（申請前 3 カ月以内に撮影されたもの）
- 被保険者資格を証明するもの
- 自己負担額認定に必要な書類（住民票、源泉徴収票、納税証明書など）

3

保健所に設置された感染症診査協議会に諮問（しもん）したうえで、都道府県等が公費負担の要否を判断します。

4

公費負担が決定されると、申請者に対してすみやかに自己負担額の月額を明示した決定通知がなされ、「患者票」が送付されます。また、感染症指定医療機関の管理者にも決定通知の写しが送られます。

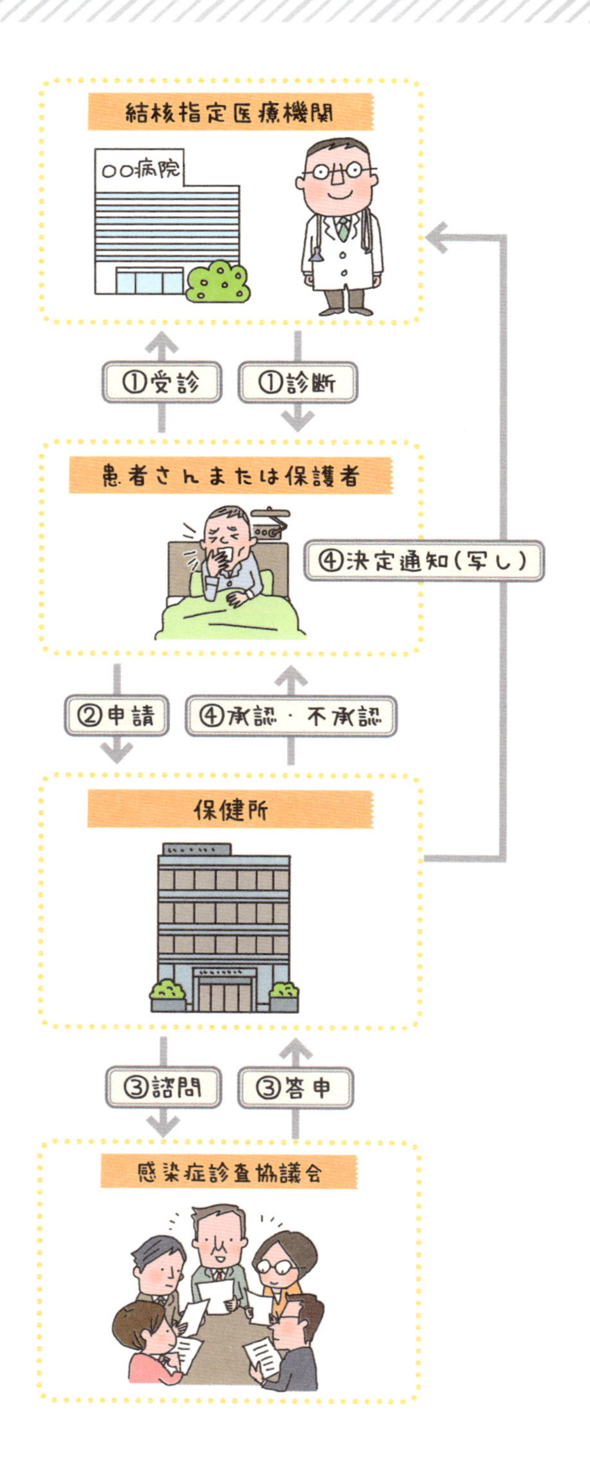

結核入院医療に関する助成

申請についてよくある質問

Q 申請が遅れると、公費負担の期間は短くなりますか？

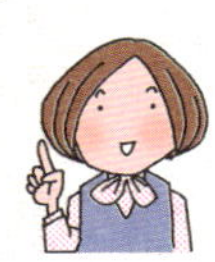

公費負担は、申請書が受理された日にかかわらず、**入院期間のすべてが対象**です。入院勧告などによって感染症指定医療機関に**入院したときを始期とし、退院したときが終期**となります。

Q 自己負担額はどうやって決まりますか？

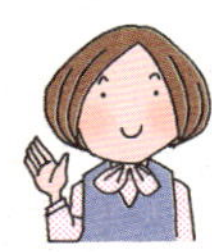

患者さんの世帯構成、扶養義務者の範囲、生活保護受給の有無、所得税額などから判断されます。実際には、保険未加入者を除き、**患者さん自身が負担することはほとんどありません**。

Q 入院が予定よりも長引いた場合はどうすればいいでしょうか？

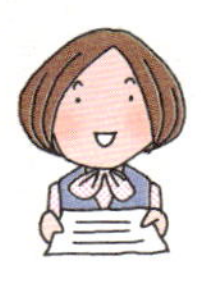

入院が継続されても、**新たに申請し直す必要はありません**。そのまま公費負担が継続されます。

Q どうしても患者さん本人が申請書を作成できないときはどうすればよいですか？

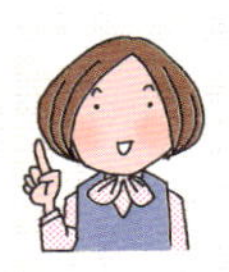

入院勧告を行う**保健所または感染症指定医療機関が申請書の作成を代行できる**ことになっています。

Q 勧告による入院（感染症法第 37 条適用）の場合の費用は公費で賄えますか？

入院医療費はすべて公費対象（保険優先）で、一部負担金等や食事の標準負担額も公費で補填されます。なお、公費の申請は、患者さんの居住地の保健所を通じて、都道府県等に行います。

Q 食事療養費なのに公費の対象にならないケースがあると聞きました。本当ですか？

本当です。**法別番号 10（感染症法第 37 条の 2）適用の入院における「食事療養費」は公費の対象外**です。法別番号 11（第 37 条）適用の入院は公費扱いとなります。

意外と知らない

フォローアップCheck!

☑公費申請時の診断書料は自費でいただくの？

——法別番号 11（第 37 条）を申請する患者さんに対して、公費負担申請に必要な診断書の記載を行った場合は、下記の通り、**保険請求で算定できます**。

(B012) 傷病手当金意見交付料（100 点）で算定する。さらに被保険者である患者さんについてこの申請手続きに協力して保険医療機関が代行した場合は、同じく傷病手当金意見書交付料の所定点数を算定できる（それぞれ社会保険・国民健康保険に請求する）。

（例）診断書料と、申請手続きを代行（協力）した場合
・社保本人→診断書料 100 点＋協力料 100 点＝ 200 点
・社保家族→診断書料 100 点のみ（協力料は被保険者のみ）

column

患者さんが「受給者証」の申請に訪れた場合のパニック例と対処法

p.21に続いて、医療事務員が公費に関する窓口対応で冷や汗をかく場面として、「受給者証」の申請について質問や相談があったときにパニックになりやすい例と対処法を紹介します。公費の入り口は申請にあり。その入り口にいるのがあなたです。まずは申請の仕方だけでもスムーズにご案内できることを目標にしてみてください。

①自分の医療機関が必要書類（診断書）を書けるかがわからない

対処法　指定医療機関でないと書けない書類なのか、自院が指定医療機関なのかを確認する

②申請に使う書類（診断書）がどこで入手できるかがわからない

対処法　取り扱い機関に確認する
例）生活保護（法別番号12）であれば市役所の生活保護課に電話する

③患者さんからの質問でわからないことについて、誰に聞けばよいかがわからない

対処法　電話などで取り扱い機関に尋ねる（または患者さんに取り扱い機関に問い合わせるようご案内する）

④公費認定されるまでの会計をどう扱えばよいかがわからない

対処法　認可が下りるまで保険請求分をもらうべきか、本日から無料でよいかを確認する。確認後、料金が発生するか否かについて患者さんにきちんと説明を行い、了承を得たうえで診療を受けてもらう

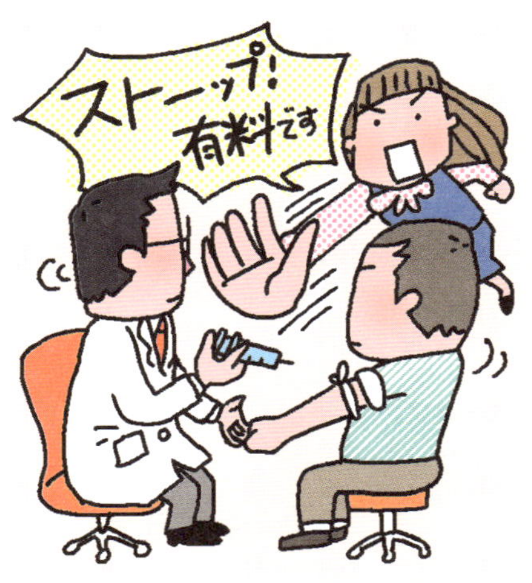

医療扶助

法律名 生活保護法
実施主体 都道府県、市・特別区、福祉事務所を設置する町・村

窓口で行うこと

「医療券」（または「診療依頼書」）を見て、生活保護を受けていることを確認する（どちらももっていない場合は患者さん在住の自治体の生活保護課に直接電話して確認するとよいでしょう）

制度の解説

日本国憲法第25条「すべて国民は、健康で文化的な最低限度の生活を営む権利を有する」という理念に基づき、生活に困窮（こんきゅう）する人に対して、困窮の程度に応じた必要な保護を行い、自立を促す制度です。生活保護法には8つの扶助があり、その1つが「医療扶助」です。

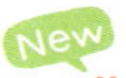

指定医療機関の有効期限の導入

- 2014年7月に生活保護法の一部が改正され、指定医療機関制度の見直しが行われました。これに伴い、指定医療機関の指定は6年ごとの更新制になりました。

対象者

生活保護を受けている人

担当医療機関

都道府県知事の指定を受ければ、どの保険医療機関でも医療の提供を行うことができます。6年ごとに更新が必要です（健康保険法の保険医療機関の期限と同じ）。

負担割合

医療保険やその他の公費負担が優先されるため、それらを引いた自己負担分に生活保護の医療扶助が適用されます。

人工透析については更生医療から助成されます（その他については生活保護から助成されます）

生活保護単独の場合

公費（生活保護）100%

他の公費負担医療が併用されない場合、医療費は全額生活保護の医療扶助の対象になります

医療保険（社会保険）＋公費（生活保護）の場合

医療保険　70%	公費（生活保護）30%

各種医療保険が適用となる場合、それらが優先的に適用されます。残りの自己負担分が生活保護の医療扶助の対象となります

医療保険（社会保険）＋生活保護以外の公費（感染症法）＋公費（生活保護）の場合

医療保険　70%	感染症法 25%	公費（生活保護）5%

医療保険や他の公費が優先的に適用され、残りの自己負担分が生活保護の医療扶助の対象になります

生活保護以外の公費（特定疾患）＋公費（生活保護）の場合

給付対象（特定疾患）の場合

公費（特定疾患医療費）100%

給付対象外の場合

公費（生活保護）100%

公費の給付対象外の疾患の場合、生活保護の医療扶助から100%給付されます。また、他の公費が優先される場合であっても、当外公費対象外の疾患も併せて診療した場合は生活保護との併用となります

「医療券」に自己負担額が載っている場合があるんですよね

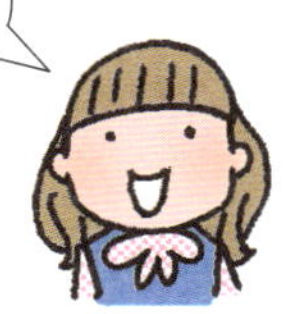

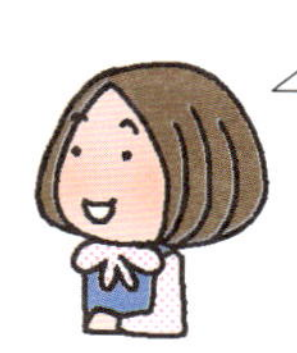

そうなの。「医療券＝０円」と思い込んで保険請求すると返戻の対象となるから注意が必要よ

公費負担医療制度
法別10
法別11
法別12
法別13・14
法別15・16
法別17

給付内容

指定医療機関を受診した際の**医療費用を現物給付**するのが原則ですが、一部、現金給付となる場合もあります。

請求方法

①**生活保護単独の場合**：公費単独の扱いにより、支払基金に請求します。

②**後期高齢者医療で生活保護を受けている場合**：後期高齢者医療制度の扱いとならず、生活保護単独扱いとなります。

※レセプト作成時の特記事項に「後保」と表示すること！

③**社会保険と併用の場合**：社会保険と併用扱いで支払基金に請求します。

申請の流れ

1

医療扶助を受けようとする患者さんが、福祉事務所に保護の申請を行います。

→

2

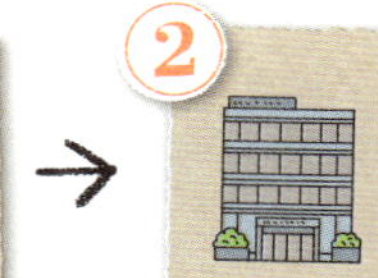

福祉事務所から「**医療要否意見書**」（図1）が指定医療機関に送られます。

↙

3

〇〇病院

指定医療機関が「**医療要否意見書**」に必要事項を記入し、福祉事務所に送付します。

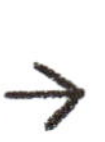

4

医療扶助が決定されると、福祉事務所長から「**医療券**」（図2）が発行されます。

↙

5

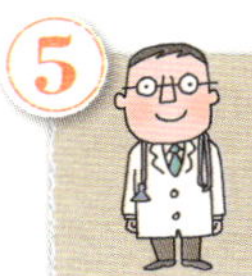

「**医療券**」を提示し指定医療機関を受診、医療の給付を受けます。

※医療券は直接医療機関に送られる場合もあります

column

すぐに受診したい人への「診療依頼書」のご案内

生活保護を受けている人が医療扶助を受けたい場合には「医療券」を提示する必要があります。しかし「医療券」は発行に時間がかかることが多く、今すぐ受診したいときに不都合が生じます。そんなときに「医療券」の代役を果たすのが「診療依頼書」です。これは自治体（生活保護受給者在住の市役所など）の窓口で依頼すればすぐに発行してもらえます。医療機関にとってはこの「診療依頼書」が生活保護受給者であることの証明書となるのです。

受診までの流れ（「診療依頼書」を使う場合）

1 生活保護を受けている患者さん本人が、市役所などの窓口で「医療機関を受診したい」旨を伝え、「診療依頼書」を発行してもらいます。

→

2 医療機関に「診療依頼書」を提示し、受診します。

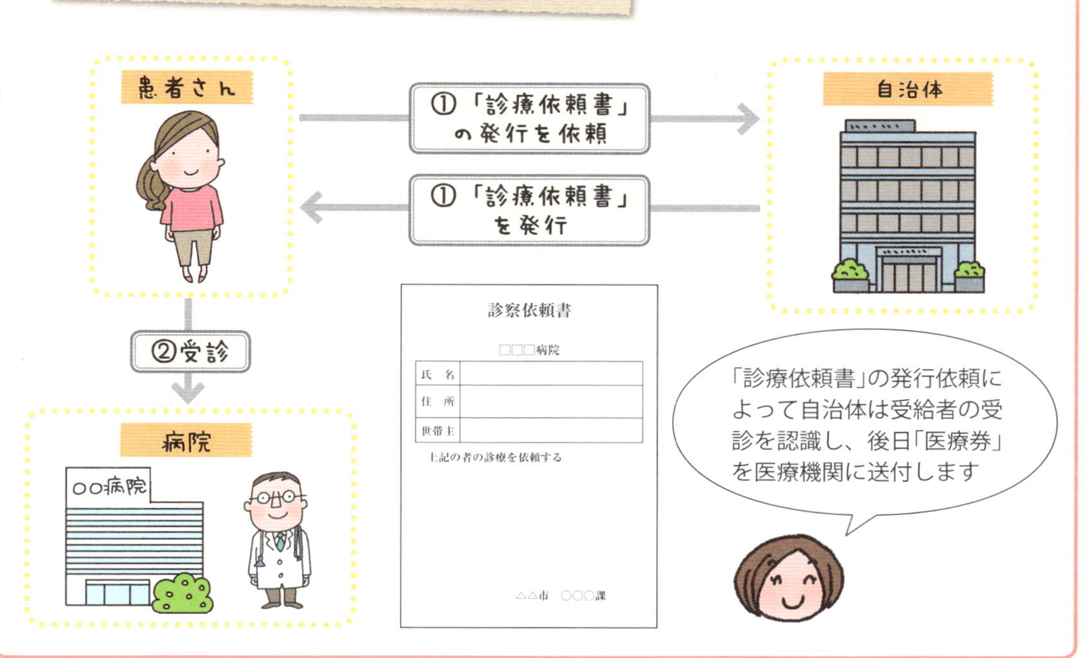

図1 医療要否意見書

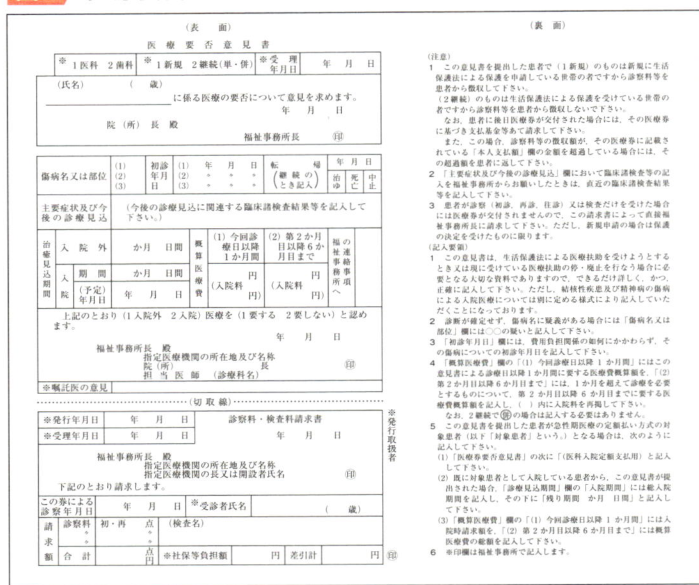

（表　面）

医療要否意見書

※1医科　2歯科　｜　※1新規　2継続（単・併）　｜　※受理年月日　年　月　日

（氏名）　（　歳）

に係る医療の要否について意見を求めます。

年　月　日

院（所）長殿

福祉事務所長　㊞

傷病名又は部位	(1) (2) (3)	初診年月日	(1)　年　月　日 (2)　〃　〃　〃 (3)　〃　〃　〃	転帰（継続のとき記入）	年　月　日 治ゆ　死亡　中止

主要症状及び今後の診療見込：（今後の診療見込に関連する臨床諸検査結果等を記入して下さい。）

治療見込期間			概算医療費	(1) 今回診療日以降1か月間	(2) 第2か月目以降6か月目まで	福祉事務所への連絡事項
入院外		か月　日間		円 （入院料　円）	円 （入院料　円）	
入院	期間	か月　日間				
入院	（予定）年月日	年　月　日				

上記のとおり（1入院外　2入院）医療を（1要する　2要しない）と認めます。

年　月　日

福祉事務所長　殿

指定医療機関の所在地及び名称

院（所）　長　㊞

担当医師　（診療科名）

※嘱託医の意見

………………（切取線）………………

※発行年月日　年　月　日

※受理年月日　年　月　日

診察料・検査料請求書

年　月　日

福祉事務所長　殿

指定医療機関の所在地及び名称

指定医療機関の長又は開設者氏名　㊞

下記のとおり請求します。

この券による診察年月日　年　月　日　｜　※受診者氏名　（　歳）

請求額	診察料 〃 〃	初・再　点 〃 〃	（検査名）			
	合計	点 円	※社保等負担額	円	差引計	円

※発行取扱者　㊞

（裏　面）

（注意）

1　この意見書を提出した患者で（1新規）のものは新規に生活保護法による保護を申請している世帯の者ですから診察料等を患者から徴収して下さい。

（2継続）のものは生活保護法による保護を受けている世帯の者ですから診察料等を患者から徴収しないで下さい。

なお，患者に後日医療券が交付された場合には，その医療券に基づき支払基金等あて請求して下さい。

また，この場合，診察料等の徴収額が，その医療券に記載されている「本人支払額」欄の金額を超過している場合には，その超過額を患者に返して下さい。

2「主要症状及び今後の診療見込」欄において臨床諸検査等の記入を福祉事務所からお願いしたときは，直近の臨床諸検査結果等を記入して下さい。

3　患者が診察（初診，再診，往診）又は検査だけを受けた場合には医療券が交付されませんので，この請求書によって直接福祉事務所長に請求して下さい。ただし，新規申請の場合は保護の決定を受けたものに限ります。

（記入要領）

1　この意見書は，生活保護法による医療扶助を受けようとするとき又は現に受けている医療扶助の停・廃止を行なう場合に必要となる大切な資料でありますので，できるだけ詳しく，かつ，正確に記入して下さい。ただし，結核性疾患及び精神病の傷病による入院医療については別に定める様式により記入していただくことになっております。

2　診断が確定せず，傷病名に疑義がある場合には「傷病名又は部位」欄には○○の疑いと記入して下さい。

3「初診年月日」欄には，費用負担関係の如何にかかわらず，その傷病についての初診年月日を記入して下さい。

4「概算医療費」欄の「(1) 今回診療日以降1か月間」にはこの意見書による診療日以降1か月間に要する医療費概算額を，「(2) 第2か月目以降6か月目まで」には，1か月を超えて診療を必要とするものについて，第2か月目以降6か月目までに要する医療費概算額を記入し，（　）内に入院料を再掲して下さい。

なお，2継続で㊥の場合は記入する必要はありません。

5　この意見書を提出した患者が急性期医療の定額払い方式の対象患者（以下「対象患者」という。）となる場合は，次のように記入して下さい。

(1)「医療券要否意見書」の次に「(医科入院定額支払用) と記入して下さい。

(2) 既に対象患者として入院している患者から，この意見書が提出された場合，「診療見込期間」欄の「入院期間」には総入院期間を記入し，その下に「残り期間　か月　日間」と記入して下さい。

(3)「概算医療費」欄の「(1) 今回診療日以降1か月間」には入院時請求額を，「(2) 第2か月目以降6か月目まで」には概算医療費の総額を記入して下さい。

6　※印欄は福祉事務所で記入します。

この
「医療要否意見書」に加えて
「事務連絡票」が福祉事務所から
送付されることも
あります

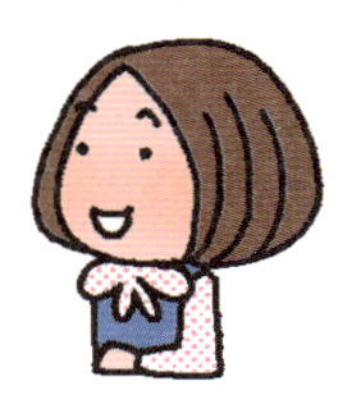

図2 医療券

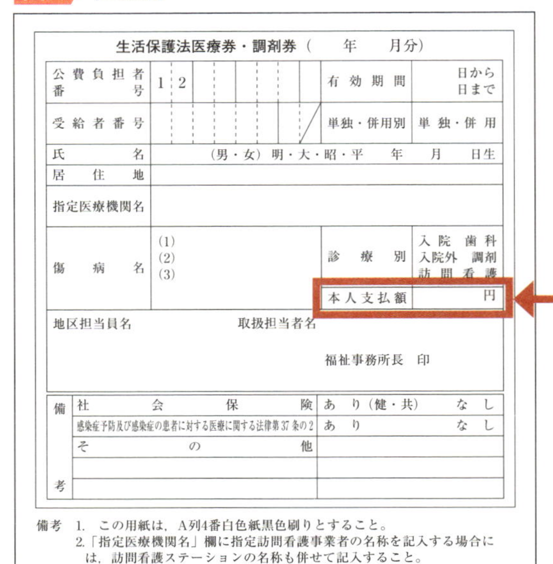

生活保護法医療券・調剤券（　年　月分）

公費負担者番号	1 2	有効期間	日から 日まで
受給者番号		単独・併用別	単独・併用
氏名	（男・女）明・大・昭・平　年　月　日生		
居住地			
指定医療機関名			
傷病名	(1) (2) (3)	診療別	入院　歯科 入院外　調剤 訪問看護
		本人支払額	円

地区担当員名　取扱担当者名

福祉事務所長　印

備考	社会保険	あり（健・共）　なし
	感染症予防及び感染症の患者に対する医療に関する法律第37条の2	あり　なし
	その他	

備考　1. この用紙は，A列4番白色紙黒色刷りとすること。

2.「指定医療機関名」欄に指定訪問看護事業者の名称を記入する場合には，訪問看護ステーションの名称も併せて記入すること。

ここに金額が記載されていることがあるので注意！ その場合は、ここに書かれた金額を本人から徴収してください

指定医療機関の
窓口でこれを
提示して
もらいます

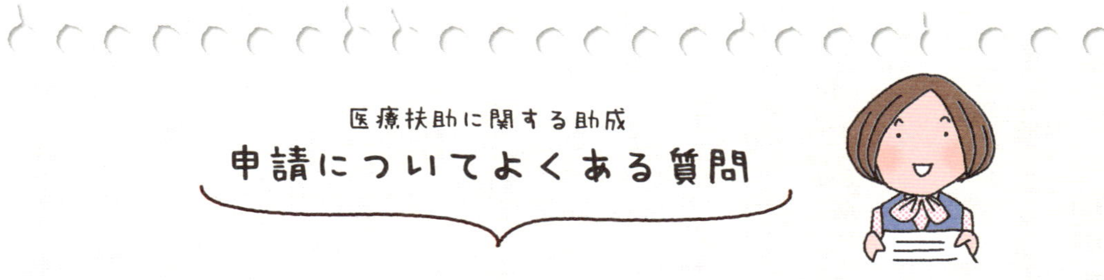

Q 生活保護を受けていますが、口頭で伝えるだけで給付が受けられますか？

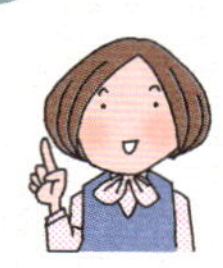

口頭による説明だけでは、医療扶助を受けることはできません。「医療券」を提示してください。「医療券」の発行が間に合わない場合は、自治体の窓口で発行してもらった「診療依頼書」を持参してください。

Q 生活保護を申請中ですが、医療費はどうなりますか？

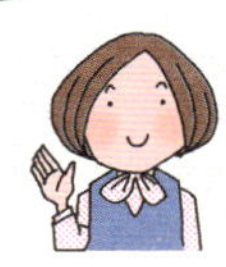

生活保護を申請中の場合は、福祉事務所に相談したうえで**医療扶助として扱われます**。**患者さんの負担はありません**。そして、医療扶助の受給者となったときには、申請書が受理されたときに遡(さかのぼ)って受給することができます。

Q 治療費の未納分がありますが、医療扶助を遡って申請できますか？

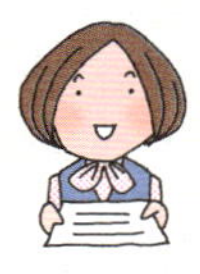

生活保護は申請した日が基準になりますので、その期間を**遡って医療券が発行されることはありません**。困窮して生活保護を受けたい場合は、1日も早く申請を行ってください。

Q 生活保護の適用を受けている人は国民健康保険には入れないのですか？

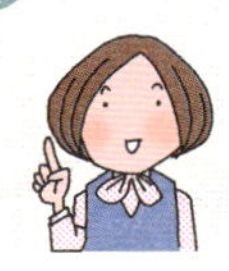

生活保護が適用された日から**国民健康保険被保険者資格を失います**。

意外と知らない

フォローアップCheck!

☑土・日・祝日等の役所が開いていないときに、初診で診療にきた患者さんはどう扱えばよい？

――前もって発行した**「休日夜間医療証」があれば、「医療券」を持参していなくても生活保護扱いで診療できます**。ただし、「休日夜間医療証」もなく、口頭だけでいわれた場合は自費扱いとなります。

☑針灸の同意書を書いてほしいといわれた場合、書いて保険請求してよいの？

――あんま・マッサージ・はり・きゅうなどの施術や、治療装具などの治療材料を必要とする際は、**必ず事前に患者さん自らが生活保護課（または福祉事務所）に相談する必要があります**。そのときに発行された「治療材券」や「医療要否意見書」が確認できれば給付を受けることができます。

☑生活保護につき必要な意見書等の交付を求められたとき、文書料を徴収してよいの？

――「医療要否意見書」などの交付は**無償で行わなくてはいけません**。よって患者さん本人からは徴収できません。

「お金がないから払えない」という主張のもと、自費徴収が困難であることが法別番号12の難しいところです。トラブル回避のためにも十分な知識を蓄えておきましょう

column

休日・夜間に診療を行っている医療機関の必須知識「休日夜間医療証」

「休日夜間医療証」とは、休日や夜間などの福祉事務所が閉まっている時間帯における生活保護受給者の証明書です。

「医療券」を持参していない人や自治体などから連絡がない人については確認が取れるまでは自費（10割）での料金を徴収し確認後全額返金するというのが保険医療の基本的な流れです。しかし「休日夜間医療証」を持参している人の場合は、それが証明書代わりとなり、無料での受診が可能になります。土・日・祝日や平日の夜間の使用がほとんどであるため、その時間帯に診療を行っている医療機関の医療事務員は必ず頭に入れておいてください。

●「休日夜間医療証」に関して行うべき3つのこと

① まず、本人または世帯員であること、有効期限内であることを確認する
② 「休日夜間医療証」の「受診記録」欄に患者氏名、医療機関名・受診年月日を記入する
③ 患者さんに「後日すみやかに役所に「休日夜間医療証」を届け出て、「医療券」の発行手続きを行う」よう伝える

図3 休日夜間医療証

㊓ 休日・夜間等受診証

交付番号			
世帯主	住所		
	フリガナ		
	氏名		
	生年月日		性別
	他法		
交付年月日		年　月　日	
有効期限		年　月　日 有効期限にかかわらず、生活保護が廃止になった者は無効です。	

市　区社会福祉事務所長

世帯員情報

世帯員氏名	生年月日	性別	他法欄

受診記録

患者氏名	医療機関名	受診年月日	印

小さいお子さんがいる世帯には急な体調不良に備え、あらかじめ取得しておくようお勧めするとよいでしょう

法別番号
13

戦傷病者療養給付

法別番号
14

戦傷病者更生医療

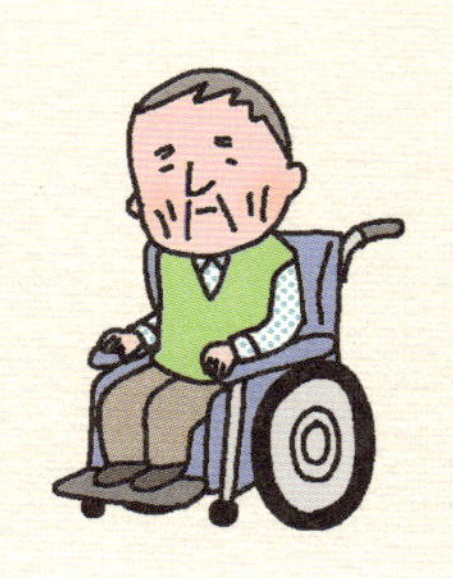

法律名 戦傷病者特別援護法　実施主体 国

窓口で行うこと

① 「戦傷病者手帳」を確認する
② 「療養券」を確認する（法別番号13）
② 「更生医療券」を確認する（法別番号14）

制度の解説

戦時中の旧日本軍に参加した軍人や軍属（ぐんぞく）（軍人ではなく軍隊に所属する者）で、公務によって病傷を負った戦傷病者に対し、国庫が全額を負担する形で療養費を給付する制度です。

図1 戦傷病者手帳

戦傷病者手帳
厚生労働省

公費を受けるためには
戦傷病者手帳（図1）の
交付を受ける
必要があります

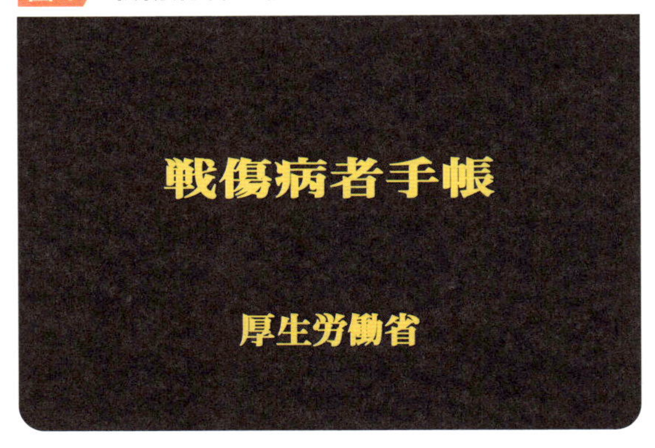

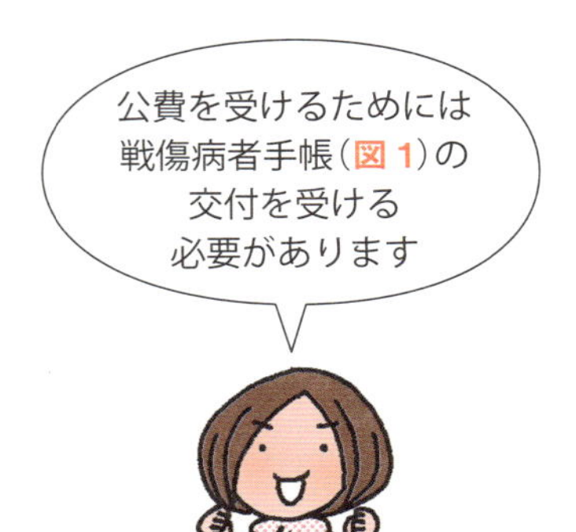

対象者

法別番号13

公務上の傷病（因果関係のある併発病を含む）について療養の必要がある戦傷病者で「療養券」（図2）を都道府県知事より交付された人

法別番号14

公務上の傷病によって、別に定められた程度の視覚障害、聴覚障害、言語機能障害、中枢神経障害、肢体不自由の状態にあり、更生のための医療（主に手術）を必要とする戦傷病者（下記の対象疾患患者）で「更生医療券」（図3）を都道府県知事より交付された人

対象疾患

法別番号14

① 視覚障害
② 聴覚または平衡(へいこう)機能の障害
③ 音声機能、言語機能または咀嚼(そしゃく)機能の障害
④ 肢体不自由
⑤ 中枢神経機能障害
⑥ 心臓、腎臓、呼吸器、膀胱(ぼうこう)もしくは直腸、小腸の機能の障害

担当医療機関

都道府県知事が指定する医療機関

法別番号 14 の医療機関は
障害者総合支援法における
自立支援医療機関によって
自動的に指定されるのよ

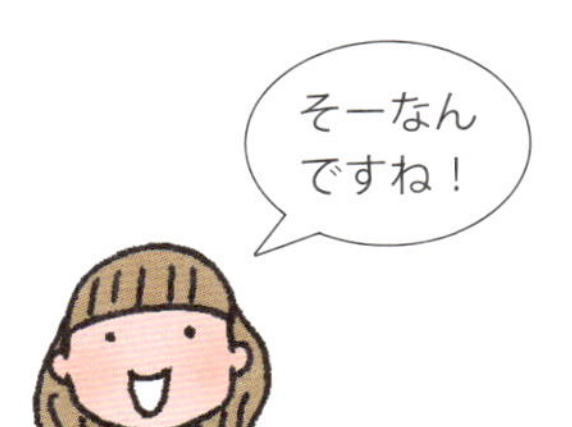

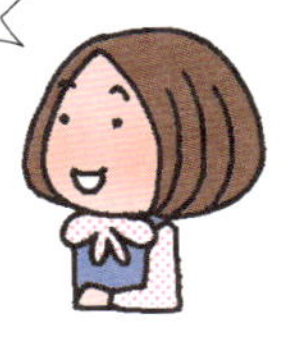

負担割合

法別番号13

指定医療機関において、公務上と認定された傷病およびその併発症に関する治療費の全額が公費負担となります。また、医療保険よりも公費が優先されます。公務によるものと認定されない傷病については、医療保険のみが適用されます。

- **公務上の認定傷病の場合**

公費 100%

- **公務上の認定傷病＋因果関係のある併発症の場合**

公費 100%

- **公務上の認定傷病＋因果関係のない傷病が併発した場合**

※公務認定以外の治療が発生した場合は「被保険者証」の提示が必要になります（法別番号13の場合は初診時にあらかじめ提示してもらっておくとよいでしょう）

公務上の認定傷病		因果関係のない傷病	
公費 100%	＋	医療保険 70%	自己負担 30%

「因果関係のない疾病」も併せて診療している場合、レセプトは2枚に分けて請求します

法別番号14

全額、更生医療で給付されます。

公費 100%

請求方法

公費単独扱いで支払基金に請求します。

申請の流れ

1

都道府県の主管課に「療養券」(図 2)または「更生医療券」(図 3)の交付を申請します。

【必要となる申請書類】
・戦傷病者手帳（図 1）
・医師の意見書（診断書）
・更生医療給付請求書（法別番号 14）

→

2

指定医療機関に「療養券」または「更生医療券」を提出し、医療の提供を受けます。

患者さん

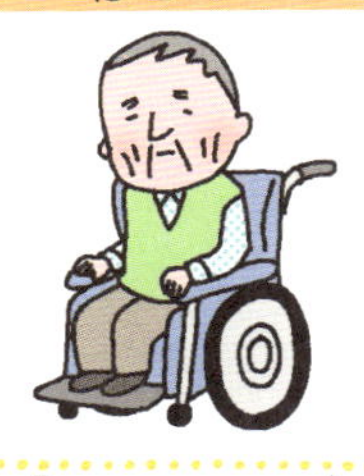

法別番号 13 は「療養券」
法別番号 14 は「更生医療券」です

①療養券・更生医療券の申請

①療養券・更生医療券の交付

②受診

②治療

都道府県主管課、福祉事務所

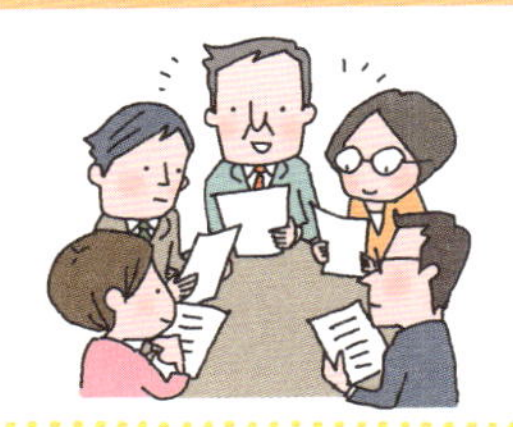

指定医療機関

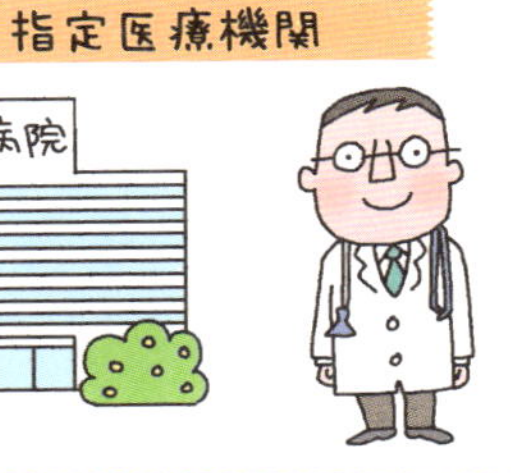

図2 療養券（法別番号13で必要）

様式第3号(1)（第6条関係）

療　養　券（病院・診療所用）			
公費負担者番号	1 3		認　定　年　月　日
公費負担医療の受給者番号			昭和 平成　年　月　日
戦傷病者	氏　名	生年月日	明治 大正 昭和　年　月　日
	現住所		
療養を必要とする傷病名			
療養を認める期間	平成　年　月　日から 平成　年　月　日まで	入院 入院外	
療養を受けようとする医療機関（病院・診療所）	所在地		
	名　称		

上記のとおり決定する。

年　月　日

都道府県知事　氏　　名　㊞

注意

1　この処分に不服があるときは，この処分の通知を受けた日の翌日から起算して60日以内に，厚生労働大臣に対して不服申立てをすることができます。

2　この処分の取消しの訴えは，この処分の通知を受けた日の翌日から起算して6か月以内に，都道府県を被告として（訴訟において都道府県を代表とする者は都道府県知事）提起することができます（なお，処分の通知を受けた日から6か月以内であっても，処分の日から1年を経過すると処分の取消しの訴えを提起することができなくなります）。ただし，処分の通知を受けた日の翌日から起算して60日以内に不服申立てをした場合には，処分の取消しの訴えは，その不服申立てに対する裁決又は決定の送達を受けた日の翌日から起算して6か月以内に提起しなければならないこととされています。

備考　この用紙は，日本工業規格A列4番とすること。

図3 更生医療券（法別番号14で必要）

様式第14号(1)（第13条関係）

更　生　医　療　券（病院・診療所用）				
公費負担者番号	1 4		交　付　年　月　日	
公費負担医療の受給者番号			年　月　日	
戦傷病者	氏　名		生年月日	明治 大正 昭和　年　月　日
	現住所		職業	現職
				希望職業
	原傷病名			
	現在の障害部位及び程度			
医療の具体的方針	入院 入院外			
指定医療機関（病院・診療所）名		指定医療機関（病院・診療所）所在地		
医療費概算額		診療予定期間		有効期間　自　月　日 至　月　日

上記のとおり決定する。

年　月　日

都道府県知事　氏　　名　㊞

注意

1　この処分に不服があるときは，この処分の通知を受けた日の翌日から起算して60日以内に，厚生労働大臣に対して不服申立てをすることができます。

2　この処分の取消しの訴えは，この処分の通知を受けた日の翌日から起算して6か月以内に，都道府県を被告として（訴訟において都道府県を代表する者は都道府県知事）提起することができます（なお，処分の通知を受けた日から6か月以内であっても，処分の日から1年を経過すると処分の取消しの訴えを提起することができなくなります）。ただし，処分の通知を受けた日の翌日から起算して60日以内に不服申立てをした場合には，処分の取消しの訴えは，その不服申立てに対する裁決又は決定の送達を受けた日の翌日から起算して6か月以内に提起しなければならないこととされています。

備考　この用紙は，日本工業規格A列4番とすること。

法別番号13 戦傷病者療養給付／
法別番号14 戦傷病者更生医療に関する助成

申請についてよくある質問

法別番号13

Q 窓口に「療養券」を提示すれば、どの病院でも診療を受けられるのでしょうか？

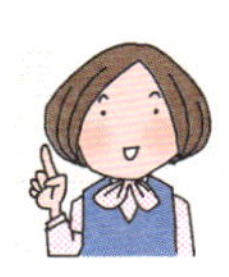

どの医療機関でも受けられるわけではありません。**都道府県に届出を行った医療機関でしか公費を使うことができません。**

Q 窓口では、「戦傷病者手帳」と「療養券」の両方がないと公費が受けられないのでしょうか？

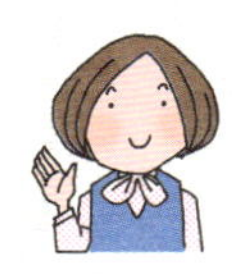

指定医療機関であれば、窓口では「療養券」の確認のみでよいとされています。また、認定された公務上疾病等以外の一般疾病に関しては、医療保険証の提示が必要です。

point

緊急時の療養費の支払いは非指定医療機関でも OK

指定医療機関は主に厚生労働大臣が指定する国立病院や国立療養所です。ただし、緊急でやむを得ないときは非指定医療機関でも「療養券」によって療養費の支払いを受けることができます。その場合は都道府県の担当課に確認する必要があるので注意しましょう。

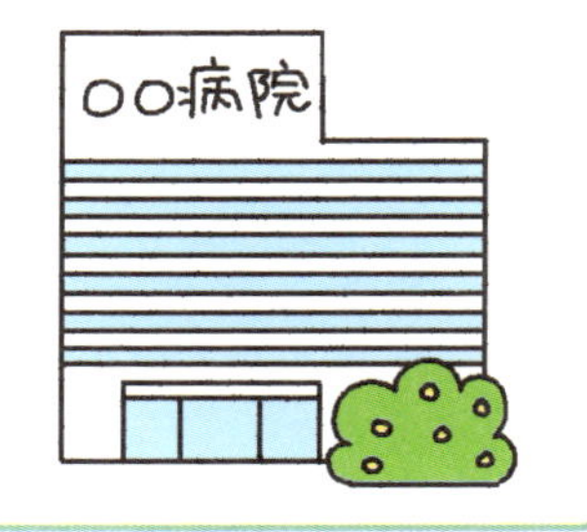

法別番号14

Q 窓口で提示するのは、「更生医療券」だけでよいのでしょうか？

指定医療機関であれば、窓口では「戦傷病者手帳」がなくても、**「更生医療券」の確認のみでよい**とされています。

Q 指定医療機関でしか、診療を受けられないのでしょうか？

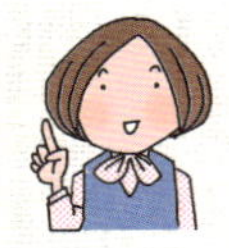

非指定医療機関も診療は可能ですが、公費を使うことはできません（公費扱いのレセプト請求ができないため）。その場合、患者さんと委任契約をして非指定医療機関から都道府県の担当課に直接請求し、支払いを受けるか（患者負担はなし）、患者さんから医療費を全額徴収し、患者さん本人が都道府県知事宛てに直接請求することで、療養費の支給を受ける方法があります。

※この場合は、非指定医療機関は患者さん持参の明細書に医療内容を記載すること！

Q 申請時に必要な医師の意見書はどの医療機関でも書いてもらえるのでしょうか？

更生医療を担当する医師でなければ作成できません。

自立支援医療（更生医療）

自立支援医療（育成医療）

法律名 障害者総合支援法　実施主体 市区町村

窓口で行うこと

法別番号15

① 「被保険者証」と「自立支援医療（更生医療）受給者証」（指定医療機関と自己負担額と有効期間の確認）と「自己負担上限額管理票」を確認する〔人工透析を受ける患者さんの場合、「特定疾病療養受療証」（マル長（ちょう）➡ p.53）も確認が必要〕

※「自己負担上限額管理票」は、生活保護世帯および中間所得世帯の高額治療継続（重度かつ継続）の非該当者は不要

② 自己負担の限度額まで医療費の1割を徴収する（生活保護世帯を除く。院外処方の場合は薬局と合算）。徴収額を「自己負担上限額管理票」に記入する

法別番号16

① 「被保険者証」と「自立支援医療（育成医療）受給者証」と「自己負担上限額管理票」を確認する

② 自己負担の限度額まで医療費の1割を徴収する（生活保護世帯を除く。院外処方の場合は薬局と合算）。徴収額を「自己負担上限額管理票」に記入する

制度の解説

「障害者総合支援法」に基づき、身体障害者の自立と社会への参加を促進するべく、更生・育成のために必要な医療の給付を行う制度です。

対象者

法別番号15

18歳以上で「身体障害者手帳」を有し、福祉事務所が認めた人

法別番号16

① 生まれつきあるいは病気などで身体に障害があるか、または現在の疾患をそのまま放置すると将来障害を残すと認められる18歳未満の児童

② 現在有する疾患を放置すると将来障害を残す可能性が高く、手術等により効果が期待できる人

対象疾患

一般医療ではすでに治癒したが永続する障害そのものが対象で、以下の9つの障害区分に分かれます。

① 視覚障害
② 聴覚・平衡（へいこう）機能障害
③ 音声・言語咀嚼（そしゃく）機能障害
④ 肢体不自由
⑤ 心臓機能障害
- 先天性疾患➡弁口、心室房中隔に対する手術
- 後天性心疾患➡ペースメーカー埋込み手術

⑥ 腎臓機能障害
⑦ 小腸機能障害
⑧ 肝障害
⑨ 免疫機能障害（HIV感染）

細かい対象疾患は15と16で異なります

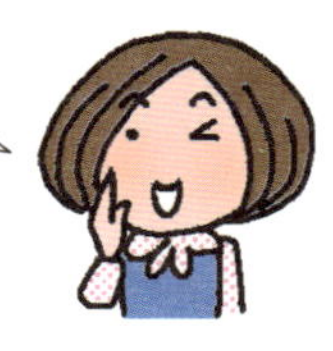

疾病を対象とする一般医療は対象外です

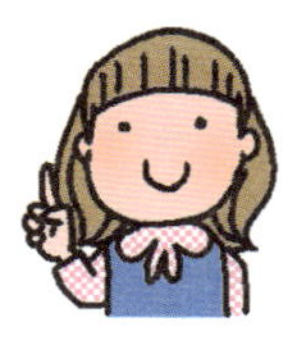

担当医療機関

障害者総合支援法第59条第1項指定の「指定自立支援医療機関」。調剤薬局・訪問看護ステーションも指定を受ける必要があります（申請時に特に申し出がない場合、更生医療と育成医療の両方の申請があったものとみなされます）。指定の有効期間は6年で、6年ごとの更新が必要。医療機関の開設者である医師のみが診療している場合は更新の申請は不要。

給付内容

対象の障害に対し、治療によって確実な効果が期待できるものに限られます。内臓の障害については、手術によって障害の除去・軽減ができる見込みがあるものに限られ、内科的治療のみの場合は対象外となります。

請求方法

公費併用扱いで下記に請求します。

＜請求先＞

- 社会保険併用分➡支払基金
- 国民健康保険併用分➡国保連合会

- **更生医療（または育成医療）で生活保護の場合：**更生医療（育成医療）が優先となり、全額更生医療（育成医療）の負担となるため、公費単独で支払基金に請求
- **更生医療（または育成医療）の対象とならない医療がある場合：**更生医療（育成医療）と生活保護の併用扱い

負担割合

医療保険を優先適用し、医療費の9割までが公費負担となり、残りの1割が原則自己負担となります。

医療保険　70%	公費（更生／育成医療）	自己負担（原則10%）

※自己負担額には上限があります

自己負担上限額 （表）

- 原則１割の自己負担部分について、低所得者や高額治療継続者は所得区分に応じて０円、2,500円、5,000円、10,000円、20,000円の月額上限額が設定されます。
- 一定所得以上の場合、制度の対象外となる場合があります。

表 自己負担の上限月額

<table>
<tr><th colspan="3">一定所得以下</th><th colspan="2">中間所得層</th><th>一定所得以上</th></tr>
<tr><td rowspan="2">生活保護世帯、中国残留邦人等支援法の支援給付世帯</td><td colspan="2">住民税非課税</td><td rowspan="2">住民税
＜３万3,000円
（所得割）</td><td rowspan="2">３万3,000円
≦住民税
＜23万5,000円
（所得割）</td><td rowspan="2">23万5,000円
≦住民税
（所得割）</td></tr>
<tr><td>本人または保護者の収入
≦80万円</td><td>本人または保護者の収入
＞80万円</td></tr>
<tr><td rowspan="4">負担０円</td><td rowspan="4">負担上限額
2,500円</td><td rowspan="4">負担上限額
5,000円</td><td colspan="2">【法別番号15】上限なし（医療保険の負担上限額）</td><td rowspan="2">公費負担の
対象外</td></tr>
<tr><td>【法別番号16】
負担上限額5,000円*</td><td>【法別番号16】
負担上限額10,000円*</td></tr>
<tr><td colspan="3">重度かつ継続（高額治療継続者）**</td></tr>
<tr><td>負担上限額5,000円</td><td>負担上限額10,000円</td><td>負担上限額20,000円***</td></tr>
</table>

*若い世帯が多いため激変緩和の経過措置
**「重度かつ継続（高額治療継続者）」の範囲
- 疾病、症状等から対象となる人
  精神……①統合失調症、躁うつ病・うつ病、てんかん、認知症などの脳機能障害、薬物関連障害（依存症等）
  ②精神医療に一定以上の経験を有する医師が判断した人
  更生・育成……腎臓機能・小腸機能・免疫機能・心臓機能障害（心臓移植後の抗免疫療法に限る）・肝臓機能障害（肝臓移植後の抗免疫療法に限る）
- 疾病などにかかわらず、高額な費用負担が継続することから対象となる人
  精神・更生・育成……医療保険に多数該当する人

***2021年３月31日までの経過措置

「自己負担上限額管理票」の書き方は
次のページで確認してね

は～い

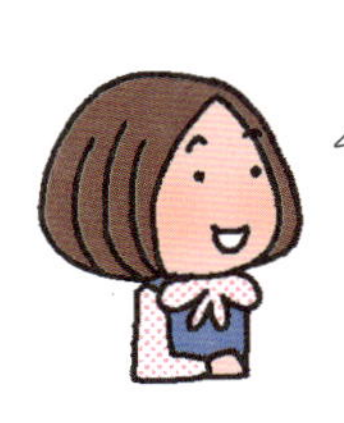

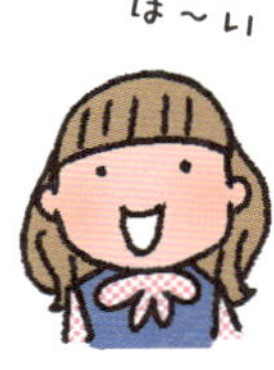

自己負担上限額管理票の書き方 （図）

図 法別番号15、16の「自己負担上限額管理票」の記入例

○年１月分　自己負担上限額管理票

受診者		受給者番号	

月額自己負担上限額　5,000円

下記のとおり月額自己負担上限額に達しました。

日　付	医療機関名	確認印
1月25日	○○クリニック	（○○クリニック印）

この枠内は、下の表の「月間自己負担額累積額」欄が、「月額自己負担上限額」に達したときの医療機関が記入します

日付	医療機関名	自己負担額	月間自己負担額累積額	確認印	備考
1月15日	○○クリニック	￥1,900	￥1,900	（○○クリニック印）	障
1月15日	○○薬局	￥1,500	￥3,400	（薬局印）	障
1月25日	○○クリニック	￥1,900	￥5,000	（○○クリニック印）	障
月　日					
月　日					
月　日					
月　日					
月　日					
月　日					
月　日					
月　日					
月　日					
月　日					
月　日					

更生医療および育成医療は、自己負担額が1割負担となります。障害医療証などをおもちで、実際の負担金が0円となる場合でも1割の額を記入します

上限金額を記入します

備考欄に0割になる他制度の適応をこのように書きます

上限に達していれば、その後の受診では記載しなくてもかまいません（同月に限る）

申請の流れ

＊法別番号 16 では「障害児の保護者」　＊＊法別番号 15 でのみ必要

1

患者さん本人または代理人＊が各市区町村の障害者福祉課の窓口か福祉事務所に出向き、申請に必要となる「自立支援医療費支給認定申請書」「自立支援医療意見書」を入手します。患者さん本人または代理人＊が、「自立支援医療費支給認定申請書」を記入します。

2

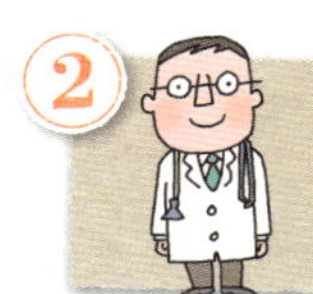

「自立支援医療意見書」をもって病院に行き、医師に必要な事項を記載してもらいます。

3

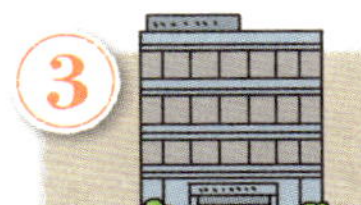

患者さん本人または代理人＊が、申請に必要な書類を市区町村の障害者福祉課窓口か福祉事務所に提出し、更生医療の申請を行います。

【必要となる申請書類】
- 自立支援医療費支給認定申請書
- 自立支援医療意見書
- 身体障害者手帳の写し＊＊
- 医療保険の加入状況を示す書類（医療保険被保険者証などの写し）
- 受診者「世帯」の所得状況が確認できる資料（住民税課税・非課税証明書など）
- 特定疾病療養受療証の写し（腎臓機能障害に対する人工透析療法の場合）

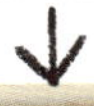

4

支給が認定されると、市区町村の障害者福祉課または福祉事務所から、患者さんの自宅に「自立支援医療受給者証」（図 1 または図 2）と「自己負担上限額管理票」（図 3）が送付されます。

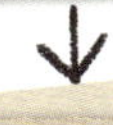

5

「自立支援医療受給者証」（図 1 または図 2）と「自己負担上限額管理票」（図 3）を提示し、指定医療機関（病院・薬局）で医療の給付を受けます。

図1 自立支援医療受給者証（更生医療）

自立支援医療受給者証（更生医療）

公費負担者番号	1	5						
自立支援医療費受給者番号								

受診者				
フリガナ			性別	
氏名				
住所				
生年月日		高額治療継続		
保険証の記号及び番号		保険者名		

自己負担上限額	月額　　　　　　　　円
有　効　期　間	から　　　　　まで

上記のとおり認定します。

年　　月　　日

印

図2 自立支援医療受給者証（育成医療）

自立支援医療受給者証（育成医療）

公費負担者番号	1	6						
自立支援医療費受給者番号								

受診者				
フリガナ		性別	生年月日	
住所		男・女	・　・	
フリガナ				
氏名	区			
被保険者証の記号及び番号		保険者名		
重症かつ継続	該当・非該当			

保護者（受診者が18歳未満の場合記入）	フリガナ 氏名		続柄

公費負担の対象となる障害			
医療の具体的方針			
特定疾病療養受療証			
特定医療機関名：病院・診療所		所在地・電話番号	（　　）　－
特定医療機関名：薬局		所在地・電話番号	
特定医療機関名：訪問看護事業者	＊＊＊＊＊＊＊＊＊	所在地・電話番号	＊＊＊＊＊＊＊＊＊
自己負担上限額	月額　　　　　　　円		
有効期間	から　　　　　まで		

上記のとおり認定する。

年　　月　　日

印

注　人工透析を受ける方については，この受給者証と併せて特定疾病療養費受療証を医療機関窓口に提出すること。

図3 自立支援医療自己負担上限額管理票（更生医療の場合）

自立支援医療自己負担上限額管理票

公費負担者番号	1	5						
自立支援医療費受給者番号								
氏　名								

《留意事項》

○受診者の方へ

1　自立支援医療受給者証と一緒に医療機関（病院・薬局等）へ提示してください。
※自立支援医療受給者証に記載された病院・薬局・訪問看護事業者以外で受診された場合は，無効です。
（医療機関等の変更は，事前申請が必要です。）

2　管理票には，医療機関の確認印が必要です。
押印がないものや，医療機関以外で記入したものは，無効です。

○病院・薬局・訪問看護事業者の方へ

1　ひと月の自己負担上限額は，自立支援医療受給者証に記載された金額と同じです。
※複数の受給者証をお持ちの方の場合は，受給者証と負担額管理票の，公費負担者番号と受給者番号が同一であることを確認してください。

2　障害者医療証や福祉給付金資格者証をお持ちの方で，実際の負担額が0円となるような場合でも，自己負担額欄には1割の額を記載し，備考欄に㊙など他制度適用の旨を記載してください。

年　月分自己負担上限額管理票

※月が変わったときや，行数が足りなくなったときは，新しいページに記入してください。（上限額に達した際の証明は当該月の最初のページのみで結構です）

月額自己負担上限額　　　　円

下記のとおり月額自己負担上限額に達しました。
（※二重線の枠内は，下の表の「月間自己負担額累積額」欄が，「月額自己負担上限額」に達したときの医療機関が記入してください。）

日　付	医療機関名	確認印
月　日		

日　付	医療機関名	自己負担額	月間自己負担額累積額	確認印	備考
月　日					
月　日					
月　日					
月　日					
月　日					
月　日					
月　日					
月　日					
月　日					
月　日					
月　日					
月　日					

column

重度心身障害者医療費助成制度

※都道府県によってはあてはまらないことがあります

各都道府県が単独の制度として実施している助成制度です。心身に重度の障害がある人が保険証を使って病院に受診した際、自己負担金が助成されます。都道府県によって対象となる障害の程度や助成の内容が異なるため条件の確認が必須です。

※所得の制限があるところも少なくありません

■ 対象となる障害の程度

身体障害者手帳1級・2級および内部障害3級、療育手帳A、特別児童扶養手当1級受給資格者などが対象となっている場合が多く、精神障害者保健福祉手帳1級所持者などが対象となっている場合もあります。

※疾病によっては3〜4級や5〜6級も対象になる場合があるため障害者福祉課などに問い合わせましょう

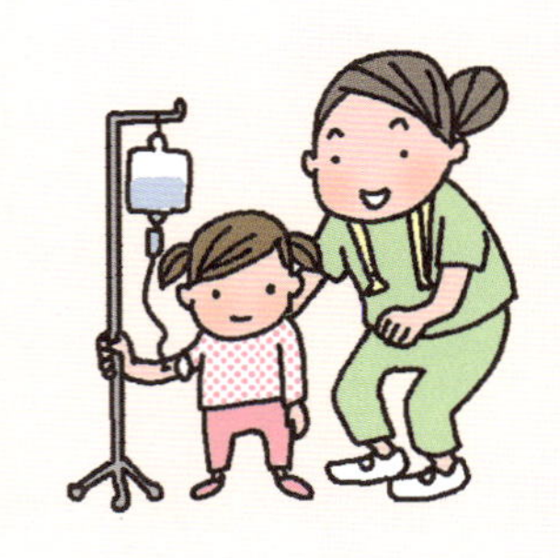

■ 制度の活用方法

「受給者証」を申請・取得してもらい、「健康保険証」と一緒に窓口で提示してもらいます。すると無料での受診が可能になります。「受給者証」の有効期間は1年です。

■ 医療事務員が特に注意すべき点

都道府県単位での助成制度ですので、ある県の「受給者証」を所持していたとしても他の県では使用できません。よって旅行中や帰省中の人は、いったん窓口で自己負担分を支払って後日、発行元の自治体などで払い戻し（申請）の手続きをする必要があります。

これを知らずに
他県の受給者証を受け付けて
「負担なし」で対応してしまい、
後日徴収できないということが
ゴールデンウイーク・年末年始・
お盆時に起こります

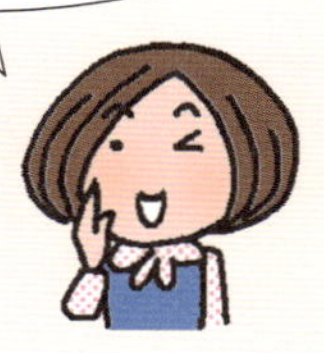

法別番号15 自立支援医療（更生医療／
法別番号16 育成医療）に関する助成

申請についてよくある質問

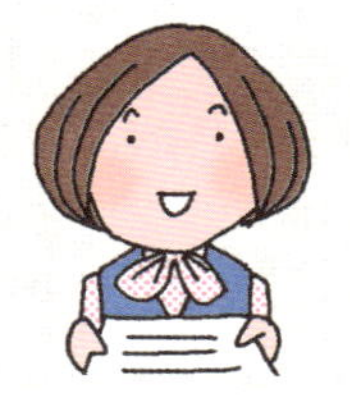

法別番号15・16共通

Q 自立支援医療はどこで受けられますか？

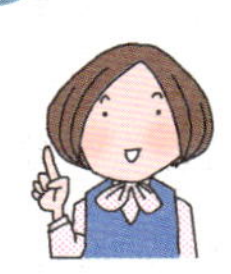

自治体が審査指定を行った**指定自立支援医療機関（更生医療・育成医療）に限られます**。

Q 来院するときには何を持参すればいいですか？

福祉事務所などから送られてきた**「自立支援医療受給者証」と「自己負担上限額管理票」**、そして**「医療保険被保険者証」**を持参するようにしてください。

Q 入院時の食事などはどうなりますか？

入院時の食事療養・生活療養については、**標準負担額分は自己負担**となります。ただ、標準負担額を支払うと生活保護となってしまう状況の場合には、標準負担相当額が更生（育成）医療から給付されるので自己負担はなくなります。

Q 住所や加入保険が変更になりましたが、手続きは必要ですか？

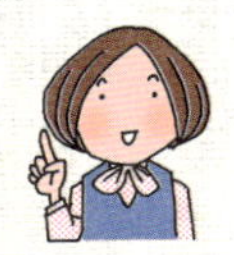

住所や加入保険が変わった場合は、**変更届の提出が必要**になります。「自立支援医療受給者証」をはじめ、必要なものを持参して市区町村の障害者福祉課窓口か福祉事務所で手続きを行ってください。別の自治体に転居する場合は、転居先での申請も必要です。

Q 指定自立支援医療機関以外の医療機関は絶対に診療してはいけないのでしょうか？

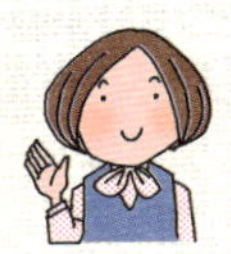

やむを得ない事情がある場合以外は、**原則指定された医療機関のみ**での受診となります。変更希望の場合は、**「自立支援医療費支給認定申請書（変更）」を市区町村に提出**しなければいけません。

意外と知らない

フォローアップCheck!

＜請求に関するＱ＆Ａ＞

☑自立支援医療意見書にかかる文書料は請求してよいの？

――**初回申請時の費用に関しては自費徴収できます**。ただし、そのあとの診療開始後に必要な証明書や意見書を発行元の市区町村等から求められ交付する場合は、無償で交付しなければいけません。

column

特定疾病療養受療証（マル長）

「特定疾病療養受領証」は、長期にわたって多額の医療費がかかる特定疾患の患者さんの負担軽減のために設けられている制度です。俗に「マル長」とも呼ばれています。

■窓口で行うこと

「特定疾病療養受領証」と「保険証」を確認する

同じ医療費助成制度ですがマル長は公費ではなく高額療養費に属します

■対象疾患

①血友病……血友病A（第Ⅷ因子欠乏症または先天性血液凝固第Ⅷ因子障害）、血友病B（第Ⅸ因子欠乏症または先天性血液凝固第Ⅸ因子障害）

②慢性腎不全……人工透析が必要なもの

③AIDS……抗ウイルス薬の投与が必要なもの（血液凝固因子製剤の投与に起因するHIV感染症を含む）

図4 特定疾病療養受領証（マル長）

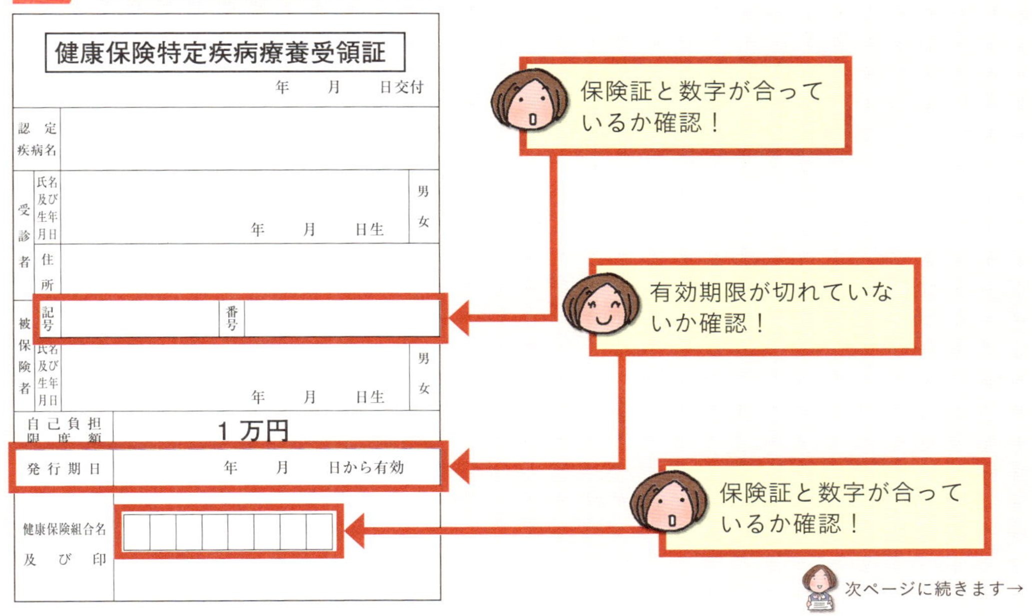

健康保険特定疾病療養受領証

年　月　日交付

認定疾病名		
受診者	氏名及び生年月日	年　月　日生　男 女
	住所	
被保険者	記号　番号	
	氏名及び生年月日	年　月　日生　男 女
自己負担限度額	1万円	
発行期日	年　月　日から有効	
健康保険組合名及び印		

次ページに続きます→

前ページのつづき→

申請の流れ

1 患者さん本人か代理人が「意見書」を手に入れます。国民健康保険の場合には、各自治体の窓口もしくはホームページからダウンロードして入手できます。健康保険組合などの場合は、各保険組合に問い合わせて郵送してもらいます。

→

2 患者さん本人か代理人が病院の窓口に「意見書」を提出します。すると後日、医師が記入した「意見書」が患者さんのもとに届きます。

↙

3 患者さん本人か代理人が保険者（患者さんの加入している健康保険）に必要書類を提出します。国民健康保険の場合には、各自治体の窓口へ提出し、健康保険組合などの場合は、各健康保険組合に郵送します。

→

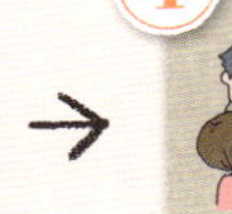

4 認定されると、患者さんのもとに「特定疾病療養受領証」（p.53 図4）が届きます。

マル長で人工透析の人はほとんど身体障害者１級を申請し、その後重度心身障害者（p.50 column）を取得します

■自己負担の上限月額

１万円もしくは２万円（所得に応じて決定）

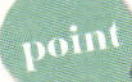

公費の「自己負担上限額管理票」とは異なり、医療機関ごとに限度額まで支払う必要があります（例：A病院でもBクリニックでもそれぞれ1万円まで支払う必要がある）。

■注意点――「受給券」との併用について ※都道府県によってはあてはまらないことがあります

マル長において特に注意すべきなのは、透析患者が「受給券」と併用するケースです。というのも、保険証の負担割合が1割と3割の患者さんの間でごくまれに下記のようなねじれ現象が生じるためです。患者さんから説明を求められることもあるため、ルールをしっかり把握し、自信をもって受け答えができるように準備しておきましょう。

＜1割負担と3割負担の患者さんの間で起こりうるねじれ現象の例＞

■保険証：3割負担、マル長の限度額：1万円、「受給券」の支払い額：500円の場合

- 医療費（透析料金）：50,000円
  →負担額：50,000円×0.3＝15,000円　※マル長の限度額に到達
  →窓口での支払い額：500円（「受給券」が優先されるため）
  ――以降、同月内の透析料金はすべて無料に

1月の支払い額は
500円のみ

■保険証：1割負担、マル長の限度額：1万円、「受給券」の支払い額：500円の場合

- 医療費（透析料金）：50,000円
  →負担額：50,000円×0.1＝5,000円　※マル長の限度額には未到達
  →窓口での支払い額：500円（「受給券」が優先されるため）
- 医療費（透析料金）（2回目）：50,000円
  →負担額：50,000円×0.1＝5,000円　※マル長の限度額に到達
  →窓口での支払い額：500円（「受給券」が優先されるため）
  ――以降、同月内の透析料金はすべて無料に

1割負担の場合の
1月の支払額の合計は
1,000円(500円＋500円)

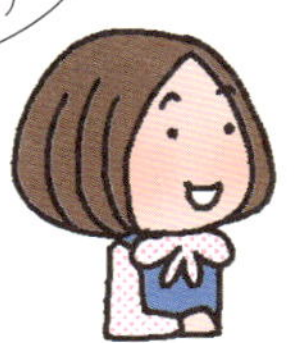

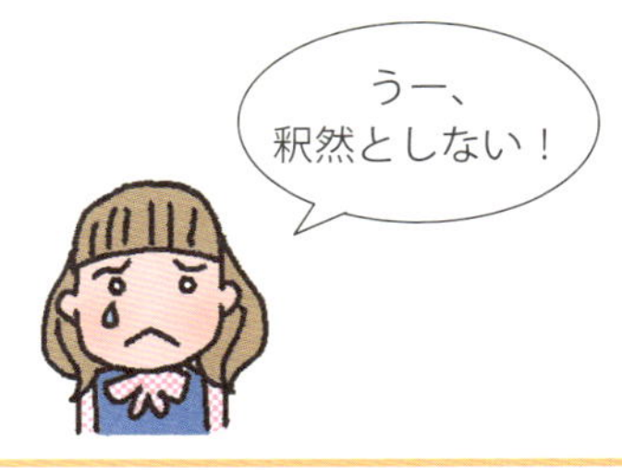

法別番号
17

療育医療

法律名 児童福祉法　実施主体 都道府県

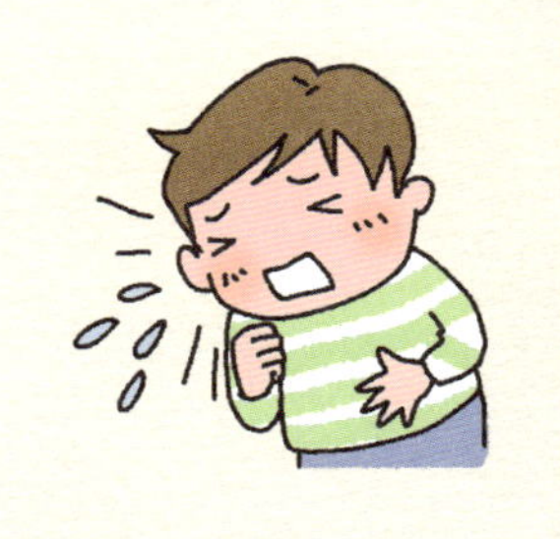

窓口で行うこと

「療育券」と「被保険者証」を確認する

制度の解説

18歳未満の児童の福祉を保障するための「児童福祉法」に基づき、結核に感染して入院している児童に対して、その**医療のみならず、入院中の教育・移送・学習に必要な学用品・入院に必要な日用品などの支給が行われる制度**です。

対象者

下記①～③をすべて満たす人。

①18歳未満
②結核に罹患していて、その治療が長期間を要する人
③医師が入院を必要と認めた人

通院患者は
対象では
ありません

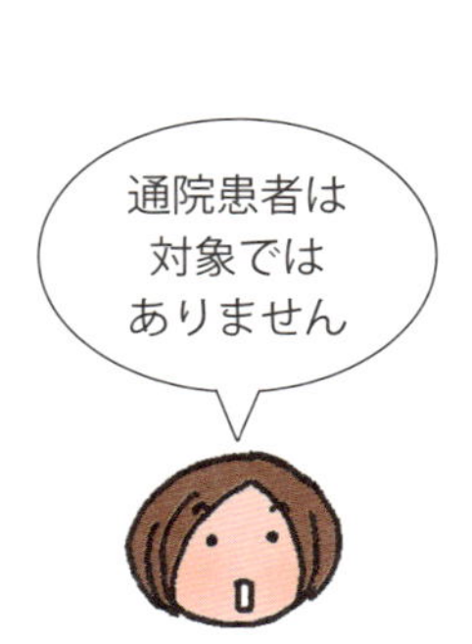

対象疾患

①結核
②結核に起因する疾病
③結核の治療に支障をきたす併発疾患

担当医療機関

指定療育医療機関

※指定医療機関の条件として、小児専用の結核病棟または病室を確保し、養護学校もしくは特別支援学級を病棟または近接に設置し、教員を派遣している必要があります

負担割合

対象疾病の治療に関する自己負担分全額が公費対象で、医療保険が優先されます。ただし、扶養者の所得税が147万円を超えるときには、2万円を限度に自己負担が生じます。

退院時には
料金を徴収しません。
後日、保健所から
本人に請求されます

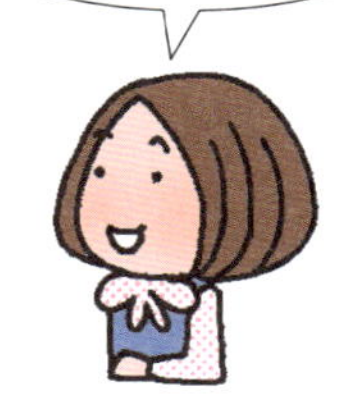

感染症法（結核入院医療）と併用時

医療保険　70％	感染症法(結核入院) 30％

※感染症法第37条（結核入院医療）の適用を受ける場合は、医療保険が優先され、自己負担部分は感染症法によって負担されるので、療育給付は行われません

給付内容

医療保険が優先され、保険による給付額を控除した金額が公費負担の対象となります。なお、結核が原因となった併発疾患も対象になります。結核以外の治療や、差額ベッドなどの保険外費用は自己負担となります。

請求方法

社会保険・国民健康保険がある場合

公費併用扱いで下記に請求します。

＜請求先＞

- 社会保険併用分➡支払基金
- 国民健康保険併用分➡国保連合会

社会保険・国民健康保険がない場合

公費単独扱いで支払基金に請求します。

申請の流れ

1

児童の保護者が、居住地を管轄する保健所に「療育給付申請書」（図 1）、「療育給付意見書」（図 2）を提出し、申請を行います。

【必要となる申請書類】
- 療育給付申請書
- 療育給付意見書
- 世帯調書
- 世帯の所得の状況が確認できる資料〔所得（課税）証明書など〕

2

保健所が申請内容を確認し、審査のうえで適用の可否を判断します。適用が決まった場合には、申請を行った保護者に「療育券」（図 3）が交付されます。

3

指定医療機関に「療育券」を提示し、給付を受けます。

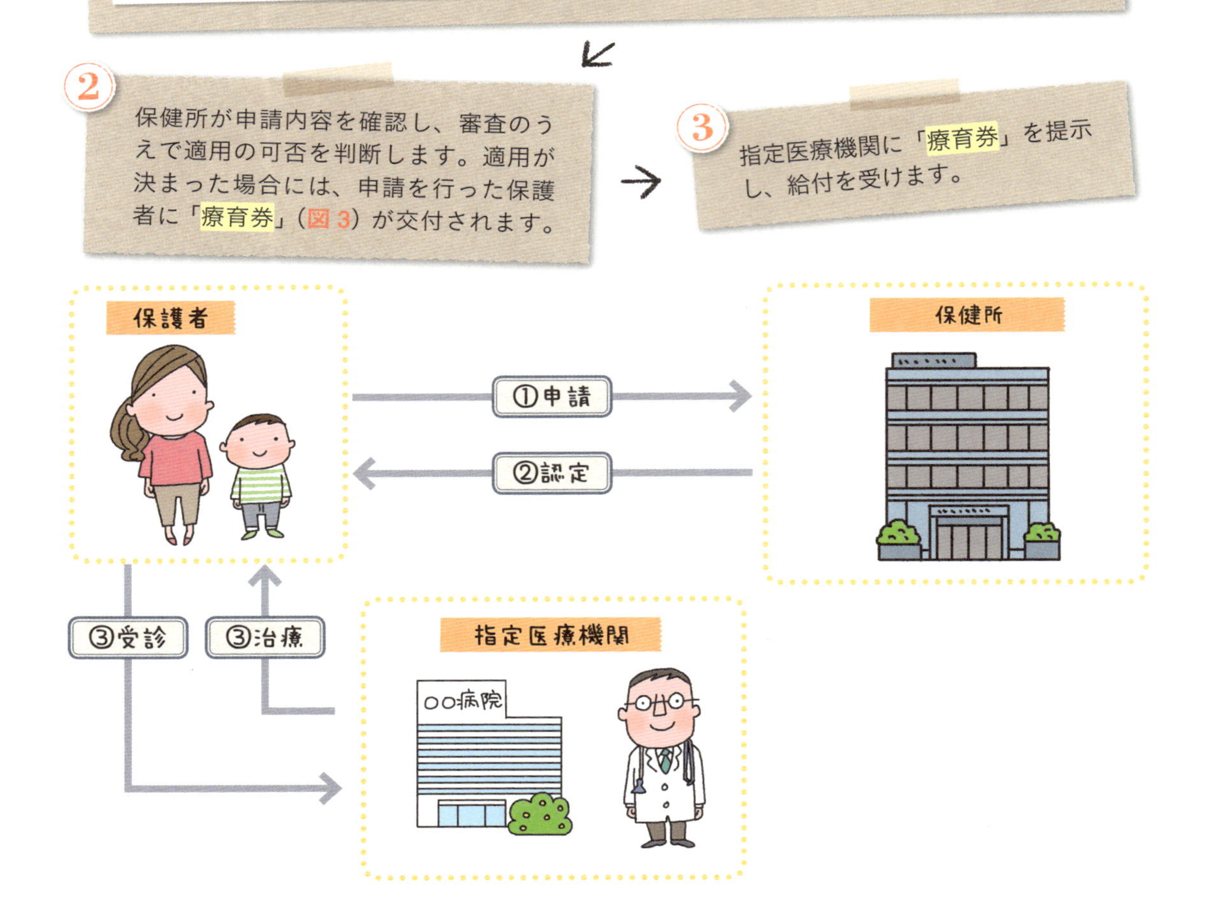

図1 療育給付申請書

様式例第2号

療育給付申請書							
本人	ふりがな 氏名		男・女	生年月日	昭和 平成 年 月 日		
	居住地						
扶養義務者	ふりがな 氏名		本人との続柄		職業		
	居住地						
被保険者証等の記号及び番号			保険者等の名称				
希望する指定療育機関の名称及び所在地							
備考							

別紙関係書類を添えて上記のとおり療育の給付を申請します。

申請者住所

本人との続柄

申請者氏名（自署もしくは記名押印）

年　月　日

都道府県知事
指定都市市長　殿
中核市市長

申請受付年月日		通達年月日		決定年月日	
特記事項					

図2 療育給付意見書

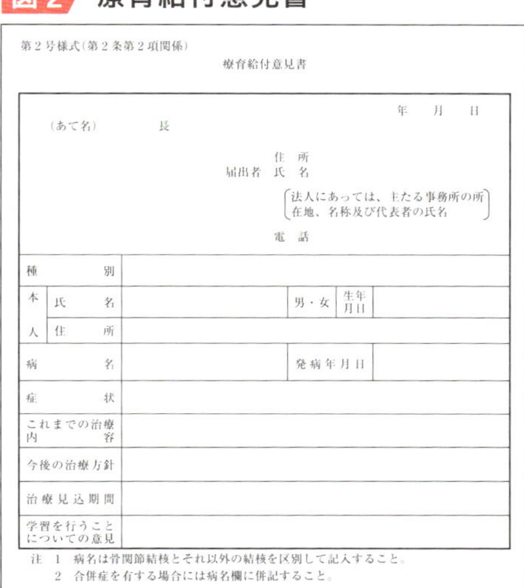

第2号様式（第2条第2項関係）

療育給付意見書

年　月　日

（あて名）　　長

届出者　住所
　　　　氏名
（法人にあっては、主たる事務所の所在地、名称及び代表者の氏名）
電話

種別				
本人 氏名		男・女	生年月日	
本人 住所				
病名		発病年月日		
症状				
これまでの治療内容				
今後の治療方針				
治療見込期間				
学習を行うことについての意見				

注 1 病名は骨関節結核とそれ以外の結核を区別して記入すること。
　 2 合併症を有する場合には病名欄に併記すること。

図3 療育券

療育券					
公費負担者番号	1 7			交付年月日	
公費負担医療の受給者番号				年　月　日	
被保険者証等の記号及び番号		保険者等の名称			
受療者	氏名				
	生年月日	年　月　日		男・女	
申請者	氏名				
	生年月日	年　月　日	受療者との続柄		
	住所		職業		
指定療育機関	名称				
	所在地				
診療予定期間		年　月　日から　年　月　日まで			
この券の有効期間		年　月　日から　年　月　日まで			

上記のとおり決定する。

年　月　日

都道府県知事
（市長）
氏　印　名

経由責任者	保健所長	氏　印　名

図1、2を提出して
図3を取得します

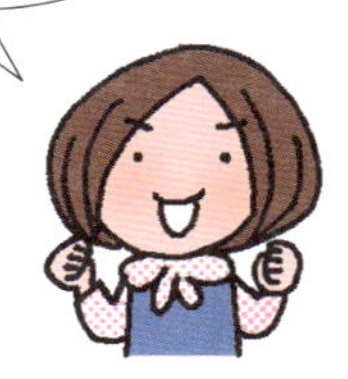

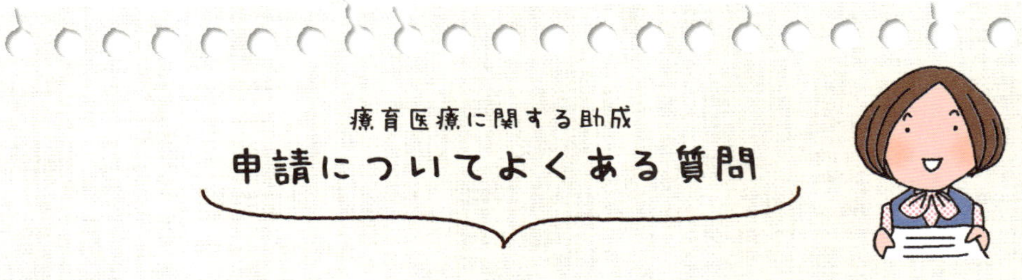

療育医療に関する助成

申請についてよくある質問

Q 療育給付はどんな治療が対象なのですか？

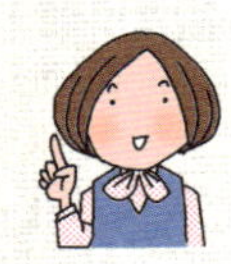

全国の指定された療育機関**（指定療育医療機関）での入院治療が対象**になります。

Q 医療機関の窓口では、お金を支払う必要はありませんか？

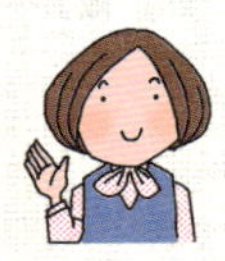

保険対象のものについては窓口での支払いは不要です。ただし、差額ベッド代など、保険対象外のものについては、療育給付の対象にはならず、窓口で支払う必要があります。なお、世帯の総所得税額により、自己負担が生じますが、退院時には窓口徴収はしません。後日、確定後保健所から本人に請求されます。

Q 学習用品、日用品の支給とは、どんなものですか？

児童の入院生活に必要となるものを指します。申請者に一定額まで選んでもらい、現物支給されます。学習に使う**教科書やノートなどのほか、必要に応じて身の回りの品なども含まれます**。

column

生活保護は医療保険ではない

生活保護を医療保険の一種であると思っている医療事務員は少なくありません。役所の生活保護課とのやり取りが多いので、社会保険・国民健康保険・後期高齢者医療などと同じようなものだという認識が強く、公費に属すると話すと驚く人がほとんどです。

また、生活保護の受給者の中には無料であることが当たり前だと思って来院する方もいらっしゃるため、確認がきちんと取れない状態での受診は会計で揉めるケースが多く注意が必要です。特に役所が開いていない時間帯の受診は要注意です。

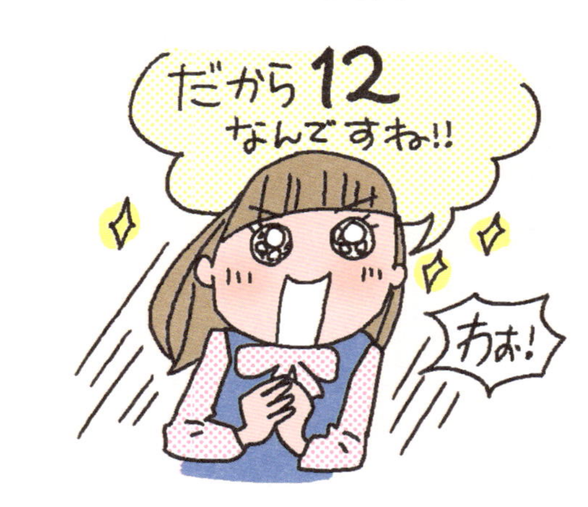

実際の失敗例としては以下のようなものがあります。

■生活保護に関する失敗例

① 初診時にきちんと証明書などで確認せず、本人の話のみで生活保護受給者として診察を受け付けたが、本当は生活保護の受給者ではなかった

② ①と同じく話だけで受け付けたところ、生活保護受給者ではあったが一部負担金が発生する人だった（あとから説明して徴収した）

③ 返戻の再請求で、国保連合に送ってしまった（生活保護の請求先は支払基金です）

④ 医療機関がある住所の市役所がすべて管轄しているものだと思い、問い合わせの電話をすべて同じ市役所の生活保護課にかけていたら、「そんな方は存在しません。どちらにお住まいの方ですか？」と聞かれた（生活保護受給者の住んでいる市役所等に連絡しなければならないことを初めて知った）

⑤ 「医療要否意見書」の文書料を徴収しようとしたところ患者さんに怒られた

「医療券」等の取り扱いが市区町村の役所なので国保だと思い込んでいる人がほとんどです。「管轄＝福祉事務所」「請求先＝支払基金」であることを忘れずに

原爆認定医療

原爆一般医療

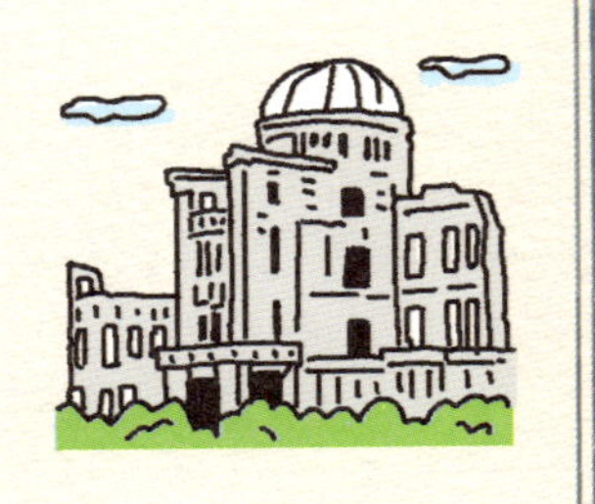

法律名 原子爆弾被爆者に対する援護に関する法律　実施主体 国

窓口で行うこと

法別番号18

「被爆者健康手帳」と「原爆症認定書」を確認する

法別番号19 （表1）

各種健康保険証と「被爆者健康手帳」を確認する

※「被爆者健康手帳」は他県（市）の発行したものでも取り扱い可

表1 法別番号19の確認事項

対象者		「被爆者健康手帳」のほかに確認が必要なもの	窓口徴収
保険加入者		・被保険者証	なし
高齢受給者または後期高齢医療対象者		・被保険者証と医療受給者証（高齢者医療） ・後期高齢者医療被保険者証（後期）	なし
非保険加入者	生活保護受給者	生活保護受給証明書	なし
	外国人等の中で、国民健康保険に加入できない人	・国民健康保険に加入できない旨を記した市区町村の証明書 ・パスポート	なし
	国民健康保険への加入資格があるのに加入していない人	なし	7割分を徴収 （原爆医療で3割）

制度の解説

広島と長崎に投下された原子爆弾の被爆者に対する医療給付制度です。

対象者

① 原爆が投下されたとき、当時の広島市、長崎市をはじめ、隣接する指定の区域で直接被爆した人とその人の胎児

② 原子爆弾が投下されてから2週間以内に、爆心地から約2kmの範囲内に立ち入った人とその人の胎児

③ 被爆者の救護活動に従事するなど、身体に原爆放射能の影響を受けるような状況下にあった人とその人の胎児

※法別番号18はさらに原爆症の認定を受けた人

上記①〜③のいずれかに該当し、被爆者健康手帳の交付を受けた人が対象となります

対象疾患

法別番号18

原爆症に伴う下記の疾病（認定疾病）

- 再生不良性貧血、白血病・肺がん・甲状腺がん・皮膚がんなどの悪性新生物、肝機能障害、原爆白内障、熱傷瘢痕（はんこん）、近距離早期胎内被爆症候群、甲状腺機能低下症、副甲状腺機能亢進（こうしん）症、心筋梗塞など

法別番号19

ほぼすべての傷病が対象です。ただし、認定疾病、遺伝性疾病、先天性疾病、被爆以前にかかった精神病や軽度の虫歯などは除かれます。

＜対象外の疾患＞

① 原爆症（法別番号18の認定疾病）

② 遺伝性疾病および先天性疾病

③ 被爆以前からの精神病

④ う歯のうち第1度う蝕（C_1）、第2度う蝕（C_2）およびエナメル質初期う蝕（Ce）

公費負担医療制度
法別18・19
法別20
法別21
法別22
法別23
法別24

担当医療機関

法別番号18

指定医療機関

法別番号19

被爆者一般疾病医療機関

「被爆者一般疾病医療機関」に「原爆症認定書」を持参しても公費扱いで受診することはできないので注意しましょう

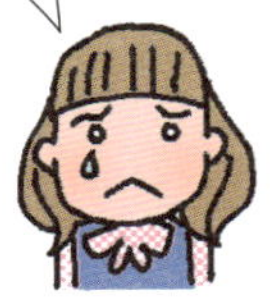

負担割合

法別番号18

全額が国費によって負担されます。

公費（国費）100%

法別番号19

自己負担分全額が公費負担の対象で医療保険が優先されます。

医療保険　70%	公費　30%

給付内容

法別番号18

都道府県知事が指定する指定医療機関で行われる認定疾病に対する医療について全額が国の負担で給付されます（医療や健康診査、介護費用などにかかる費用を公費で負担）。

法別番号19

各種健康保険が適用となる医療保険の範囲に限られます（表2）。健康保険等の給付と併用して行い、診療費の自己負担分は公費で負担され、残りは医療保険で給付されます。

※保険適用外の差額ベッド、文書料などは給付の対象外です

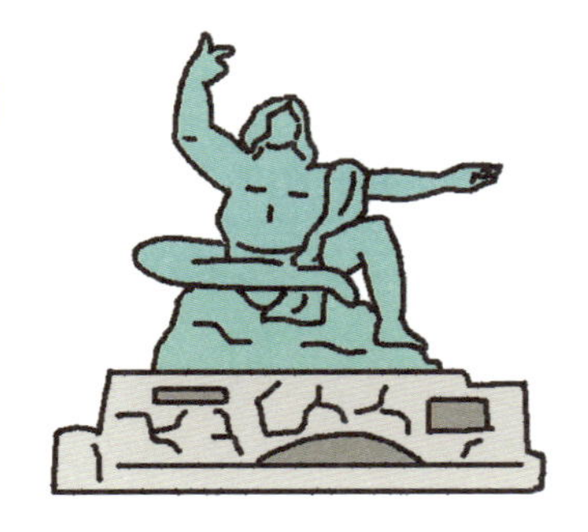

表2 原爆医療と健康保険等の負担割合

保険の種類	保険者	原爆医療	患者自己負担
社会保険	7割	3割	なし
国民健康保険	7割	3割	なし
高齢受給者	一部負担金以外	一部負担金分	なし
後期高齢者	一部負担金以外	一部負担金分	なし
生活保護	なし	10割	なし
国民健康保険未加入者	なし	3割	7割

請求方法

法別番号18

健康保険証を使用せず、公費単独扱いで支払基金に請求します。

法別番号19

医療保険との公費併用扱いとして、下記に請求します。

＜請求先＞

- 社会保険併用分→支払基金
- 国民健康保険・後期高齢者医療併用分→国保連合会

生活保護受給者の場合

原爆医療単独で支払基金に請求します（福祉事務所長の被保護証明によって全額が一般疾病医療費として支給されます）。

診療報酬明細書の適用欄に
「生保」と記入してください

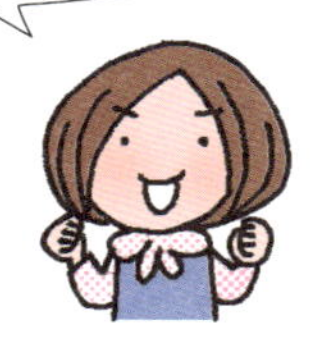

申請の流れ

※法別番号 19 は①→②→⑤（③ ④の工程は不要）

1

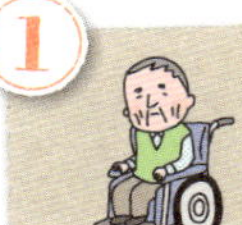

患者さん本人が居住地を管轄する保健所や保険福祉事務所などに「被爆者健康手帳交付申請書」を提出し、申請を行います。

【必要となる申請書類】
- 被爆者健康手帳交付申請書
- 当時の罹災証明その他公の機関が発行した証明書（証明書がある場合）
- 当時の状況を本人が記載した申述書および誓約書など（証明書がない場合）
- 戸籍謄本〔（被爆当時）胎児の場合〕

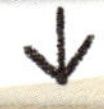

2

適用が決まった場合、「被爆者健康手帳」（図 1）が交付されます。

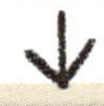

3 法別番号18 のみ

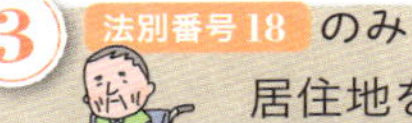

居住地を管轄する保健所や保険福祉事務所などに「認定申請書」（図 2）などの申請書類を提出し、原爆症認定の申請を行います。

【必要となる申請書類】
- 認定申請書
- 医師の意見書
- 被爆者健康手帳の写し
- 健康診断個人票（精密検査用）や疾病ごとに添付が必要となる各種書類など

※疾病ごとに提出書類が異なります

認定後も 3 年ごとに申請が必要です（医療が必要か審査されます）

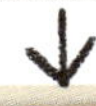

4 法別番号18 のみ

原爆症が認定された場合には、「原爆症認定書」（図 3）が交付されます。申請が却下になった場合にも、却下になった理由が記載された通知が届きます。

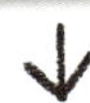

5

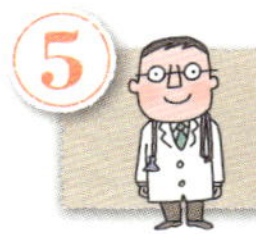

指定医療機関に「被爆者健康手帳」と「原爆症認定書」を提示し、給付を受けます。

図1 被爆者健康手帳

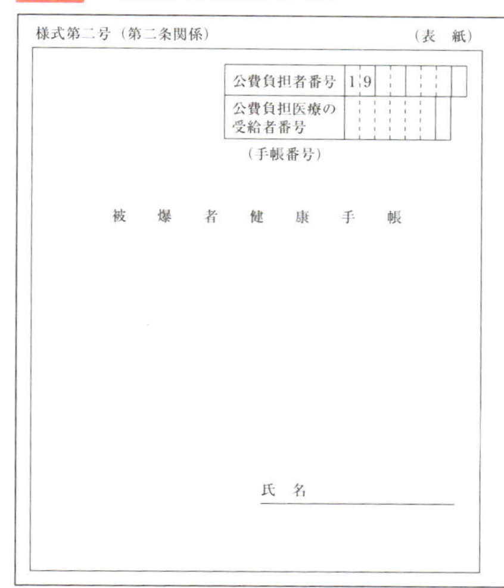
様式第二号（第二条関係）　（表　紙）

公費負担者番号	1 9
公費負担医療の受給者番号	

（手帳番号）

被　爆　者　健　康　手　帳

氏　名

（1ページ）

公費負担者番号	1 9
公費負担医療の受給者番号	

都道府県知事（市長）印

都　道　府　県　（市）

ふりがな 氏　名		男・女	明治 大正 昭和　年　月　日生
被爆時の年齢	満　　歳		
居住地（現在地）	都道府県　区市郡　町村　番地		
交付年月日	年　月　日		

図2 認定申請書

様式第五号（第十二条関係）

認　定　申　請　書

氏　名		性別		生年月日	
居　住　地	郵便番号　電話番号（　）				
被爆者健康手帳の番号					
負傷又は疾病の名称					
被爆時の状況（入市の状況を含む。）（※1）					
被爆直後の症状及びその後の健康状態の概要（※2）					
医療の給付を受けようとする指定医療機関	名称及び所在地				
	訪問看護ステーション等の名称及び所在地				

原子爆弾被爆者に対する援護に関する法律第11条第1項の規定により，認定を受けたく，関係書類を添えて申請します。

年　月　日

申請者　氏　名 ㊞

厚生労働大臣　殿

（※1）被爆をした地点及びその周囲の状況について記載してください。
被爆後の入市がある場合には，入市日，入市の時刻，入市経路及びその後の行動，滞在時間等を記載してください。
なお，被爆者健康手帳の記載を参考に記載し，その写しを添付して下さい。

（※2）被爆直後の症状や被爆時以降現在までの健康状態の変化等について記載してください。
医療を受けていたり様々な調査を受けていたことにより，客観的な資料がある場合には，併せて添付してください。

備考　分量が多い場合には別紙で記載しても差し支えないこと。
訪問看護ステーション等の名称及び所在地については，医療の給付を受けようとする指定医療機関が指定訪問看護事業者又は指定居宅サービス事業者（訪問看護）であるときのみ記入すること。

図3 原爆症認定書

公費負担者番号	1 8
公費負担医療の受給者番号	

認　定　書

氏　名

明治
大正　年　月　日生（男・女）
昭和

認定傷病名

原子爆弾被爆者に対する援護に関する法律（平成6年法律第117号）第11条第1項の規定により，上記のとおり認定する。

年　月　日

厚生労働大臣　印

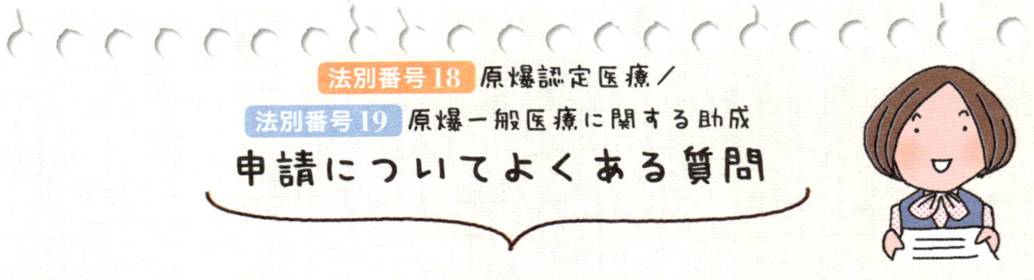

法別番号18 原爆認定医療／
法別番号19 原爆一般医療に関する助成

申請についてよくある質問

法別番号18

Q 原爆症の認定にはどんな基準がありますか？

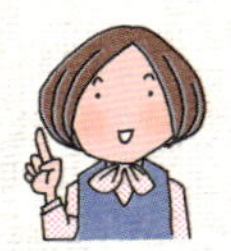

認定の対象は**「被爆者健康手帳」の所持者で、現在医療を受けている人**に限られます。認定の要件である「疾病が原爆放射線に起因すること（放射線起因性）」「現在医療を必要とする状態であること（要医療性）」などを総合的に判断し、決定されます。

Q 申請をするためには、どんな書類を用意すればいいですか？

原爆症の認定には、病歴がわかるもの、診断根拠がわかるもの、治療内容が具体的にわかるものなど、疾病ごとにさまざまな書類を準備する必要があります。まずは**お近くの保健所などにお尋ねください**。

Q 原爆症の申請が却下になったら、給付を受けられないのですか？

たとえ原爆症の認定が却下されたとしても、被爆者であること自体が否定されたわけではありません。**「被爆者健康手帳」に基づいて、さまざまな給付を受けることができます**。

Q **医療機関の窓口では、「健康保険証」のほかに何を提示すればよいですか？**

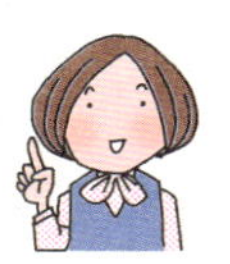

認定疾病医療は全額国が負担するため、認定疾病医療に関する資格の**確認に「健康保険証」は必要ありません**。ただし「原爆症認定書」と「被爆者健康手帳」の提示は必須です。

法別番号19

Q **国民健康保険未加入の場合は、どうなりますか？**

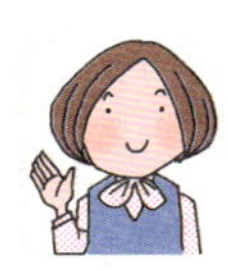

国民健康保険加入者の計算に基づきます。医療費の**3割分が一般疾病医療費**として支給されますが、**残りの7割分はご本人の負担**になります。

※診療報酬明細書の摘要欄に「自己負担7割」と記入すること！

Q **健康診断も受けられると聞きましたが？**

被爆者の健康管理のために健康診断を実施しており、年2回の定期健康診断に加えて、本人の希望により**2回まで追加で健康診断を受けることができます**（都道府県が指定する健康診断委託医療機関で行うので、一般疾病医療の指定医療機関とは異なります）。

Q **医療費の支給には制限などはありますか？**

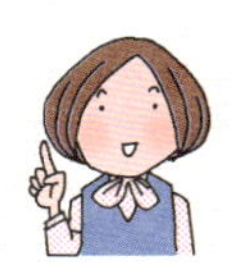

基本的にほとんどすべての傷病が対象になりますが、本人の犯罪行為によるものや、故意による負傷、疾病にかかったとき、重大な過失が原因であるときなどには、医療費が支給されないことがあります。

Q 予防注射や文書料なども給付対象になりますか？

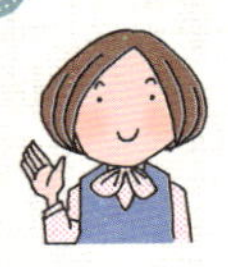

保険適用外のものは**基本的に給付対象外**です。入院における差額ベッドなども給付対象外です。

意外と知らない

フォローアップCheck!

☑ **指定病院が少ないため、一般の医療機関で受診したいという患者さんへの対応は？**

――**指定医ではないことを伝え、窓口では保険診療自己負担分を支払ってもらい、後日「一般疾病医療費支給申請書」に診療の明細書および領収書を添えて自分で申請し、払い戻しを受けることになることを伝えましょう**。「この手順でよろしければ診療させていただきます」というきちんとした説明がないと、会計時に揉めることが多いです。

☑ **被爆者一般疾病医療機関になるための届出要件は？**

――医療機関が保健所に「被爆者一般疾病医療機関指定申請書」を出せば、保険診療できます（指定を受けるにあたって、保険医療機関であればどこでも指定医療機関になれるため、それほど難しい申請ではありません）。申請が受理されれば普通の診療と同等に取り扱うことができます。

column

今さら聞けない！「現金給付」「現物給付」「療養の給付」「療養費払い（償還（しょうかん）払い）」の違い

現場で使うことが少ない言葉はすぐに忘れてしまいがち。そういう言葉はせっかく本で調べても知識が身につかず、患者さんにうまく説明できないことが多いものです。公費に関する言葉の代表例は以下のようなものではないでしょうか。それぞれの違いに注目して、意味を確認してください。

■現金給付……普段から保険料を納付することによって、申請に基づいて定められた一定額が現金で支給される保障のこと。傷病手当・出産手当金・出産育児一時金など

※余談ですが、傷病手当は用紙に記載した場合、傷病手当金意見交付料 100 点を保険請求することができます。保険請求できることを知らずに自費の文書料でいただく間違いが結構あります。気をつけましょう

■現物給付……保険料の納付によって保険証を与えられ、医療機関に提示することによって診療・投薬・検査・手術等の医療サービスを保険負担率で受けられること

■療養の給付……現物給付のうち、保険請求が可能なものに対して使います

■療養費払い（償還払い）……患者さんが費用の10割を窓口で払い、あとで保険者に申請することによって自己負担分以外が戻ってくること（現金で支給されること。コルセットや義肢等の治療用装具の費用など、保険請求しないもの）。

受診時に保険証を忘れ、いったん10割で支払い、後日一部負担金以外の金額を支給してもらうことも「償還払い」といいます

※償還払いは、医療サービスだけでなく介護保険や地方自治体公費に関するものなど、一度全額支払ったものを申請して払い戻しを受ける場合にも使います

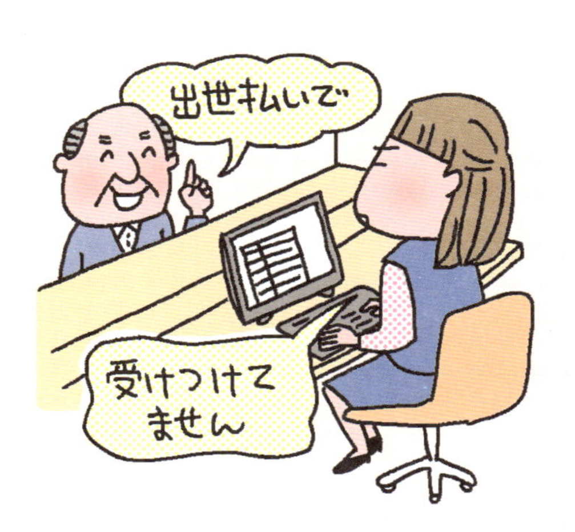

措置入院

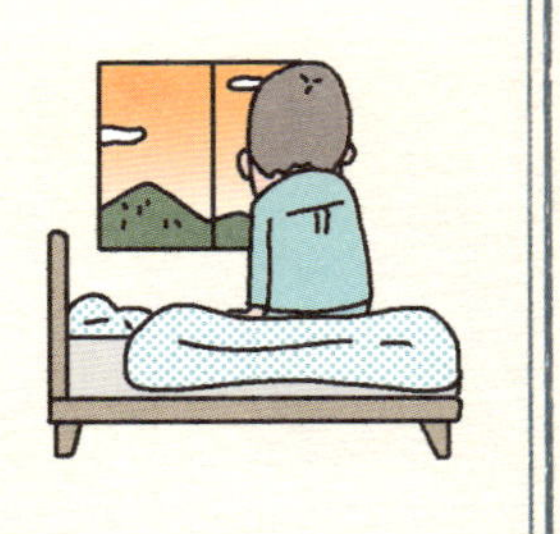

法律名 精神保健福祉法　実施主体 都道府県

窓口で行うこと

① 「入院措置者入院依頼書」を確認する（**入院時**）
② 「精神障害者の措置入院解除について」（解除通知文）を確認する（**措置解除時**）

制度の解説

自傷他害などのおそれがある精神障害者などを、一般の人からの申請や警察官の通報・届出により、都道府県知事が強制的に入院医療や保護を行い、社会復帰や自立を支援する制度です。措置入院、緊急措置入院の場合、入院に必要となる費用が公費で負担されます。

表 入院制度一覧

	任意入院 （法第 20 条）	措置入院 （法第 29 条）	緊急措置入院 （法第 29 条の 2）	医療保護入院 （法第 33 条）	応急入院 （法第 33 条の 7）
対象者	入院を必要とする精神障害者で、入院について本人の同意がある人	入院させなければ自傷他害のおそれがある精神障害者	入院させなければ自傷他害のおそれが著しいと認められた精神障害者	入院を必要とする精神障害者で、自傷他害のおそれはないが、任意入院を行う状態にない人	入院を必要とする精神障害者で、任意入院を行う状態になく、急速を要し、保護者の同意が得られない人
入院における手続き	本人同意のため精神保健指定医の診察は不要	精神保健指定医2名の診断結果が一致した場合、都道府県知事が措置	急速な入院の必要性があると1名以上の指定医が診断した場合、都道府県が措置	精神保健指導（または特定医師）の診察、保護者（または扶養義務者）の同意	精神保健指定医（または特定医師）の診察が必要
入院の届出・報告等	—	実地審査、病状消退届の提出、定期報告	—	入院の届出、定期報告、退院届	入院の届出
公費負担	×	○	○	×	×

※任意入院、医療保護入院、応急入院は公費の対象外であることに注意！

措置入院・緊急措置入院について（公費負担対象）

対象者

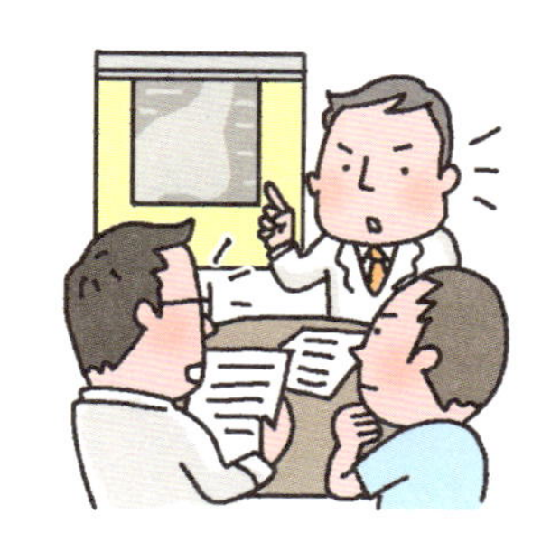

- **措置入院**

自傷他害のおそれがあり、2名以上の指定医が診察した結果、措置入院が必要だと判断された人

- **緊急措置入院**

緊急に入院する必要のある人。必要な指定医の診察は1名。入院期間は72時間以内に制限されます。

負担割合

自己負担分の全額が公費負担の対象で、医療保険が優先されます。患者さん本人とその配偶者、生計を一にする扶養義務者の前年分の所得税の合算が147万円を超えるときには、2万円を限度に自己負担が生じます。

- **所得税147万円以下の場合**

医療保険	公費

※自己負担はありません

- **所得税147万円超の場合**

医療保険	公費	

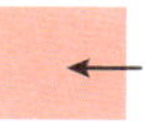

← 自己負担（2万円まで）

請求方法

医療保険との公費併用扱いとして下記に請求します。

＜請求先＞

- 社会保険併用分➡支払基金
- 国民健康保険併用分➡国保連合会

公費負担は措置入院期間中に限られます。必ず解除通知文の「措置入院解除日」を確認しておきましょう

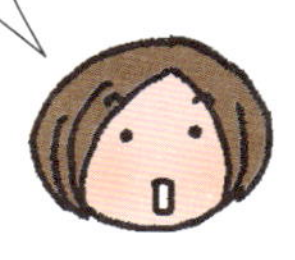

法別番号
21

自立支援医療（精神通院医療）

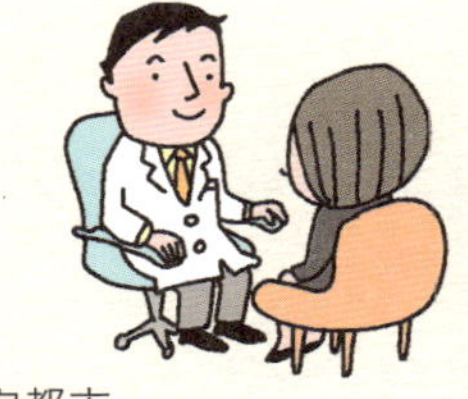

法律名 障害者総合支援法　実施主体 都道府県・指定都市

窓口で行うこと

①「被保険者証」と「自立支援医療受給者証」と「自己負担上限額管理票」を確認する
②医療費の1割を徴収し、徴収額を「自己負担上限額管理票」に記載する（院外処方の場合は薬局と合算）

制度の解説

統合失調症や精神作用物質による急性中毒、その他の精神疾患（てんかんを含む）を有する人で、通院により精神医療を続ける必要がある病状の人に、そのための医療費を一部支給する制度です。

対象者

精神障害者またはてんかんを有し、通院による継続的な治療が必要な状態にある人。

ややこしい…

病状がほとんどなくなった患者さんでも、その状態を維持し、再発を予防するために通院を続ける必要がある場合には、給付の対象となります

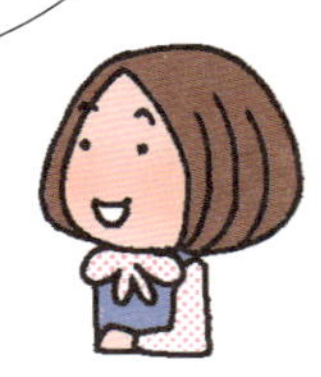

対象疾患

①病状性を含む器質性精神障害
②精神作用物質使用による精神および行動の障害
③統合失調症、統合失調症型障害および妄想性障害
④気分障害
⑤てんかん
⑥神経症性障害、ストレス関連障害および身体表現性障害
⑦生理的障害および身体的要因に関連した行動症候群
⑧成人の人格および行動の障害
⑨精神遅滞
⑩心理的発達の障害
⑪小児期および青年期に通常発症する行動および情緒の障害
※①〜⑤は高額治療継続者（いわゆる「重度かつ継続」）の対象疾患

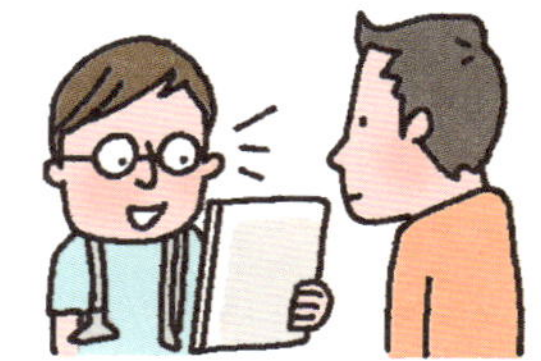

担当医療機関

障害者総合支援法第59条第1項規定の医療機関に指定されている「指定自立支援医療機関」。指定の有効期間は6年と定められており、6年ごとの更新が必要ですが、医療機関の開設者である医師のみが診療に従事している場合は更新の申請は不要です。

調剤薬局・
訪問看護ステーションも
指定を受ける
必要があります

負担割合

医療保険を優先適用し、医療費の9割までが保険給付と公費負担になり、残りの1割が原則自己負担となります。

医療保険　70％
公費
（精神通院医療）
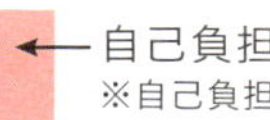
←自己負担（原則10％）
※自己負担額には上限があります

自己負担上限額（表）

- 原則 I 割の自己負担部分について、低所得者や高額治療継続者は所得区分に応じて 0 円、2,500 円、5,000 円、10,000 円、20,000 円の月額上限額が設定されます。
- 一定所得以上の場合、制度の対象外となる場合があります。

表 自己負担の上限月額

<table>
<tr><th colspan="3">一定所得以下</th><th colspan="2">中間所得層</th><th>一定所得以上</th></tr>
<tr><td rowspan="2">生活保護世帯、中国残留邦人等支援法の支援給付世帯</td><td colspan="2">住民税非課税</td><td rowspan="2">住民税
＜ 3 万 3,000 円
（所得割）</td><td rowspan="2">3 万 3,000 円
≦住民税
＜ 23 万 5,000 円
（所得割）</td><td rowspan="2">23 万 5,000 円
≦住民税
（所得割）</td></tr>
<tr><td>本人または保護者の収入
≦ 80 万円</td><td>本人または保護者の収入
＞ 80 万円</td></tr>
<tr><td rowspan="3">負担 0 円</td><td rowspan="3">負担上限額
2,500 円</td><td rowspan="3">負担上限額
5,000 円</td><td colspan="2">上限なし（医療保険の自己負担上限額）</td><td>公費負担の
対象外</td></tr>
<tr><td colspan="3">重度かつ継続（高額治療継続者）*</td></tr>
<tr><td>負担上限額 5,000 円</td><td>負担上限額 10,000 円</td><td>負担上限額 20,000 円**</td></tr>
</table>

＊「重度かつ継続（高額治療継続者）」の範囲
・疾病、症状等から対象となる人
精神……①統合失調症、躁うつ病・うつ病、てんかん、認知症などの脳機能障害、薬物関連障害（依存症等）
②精神医療に一定以上の経験を有する医師が判断した人
更生・育成……腎臓機能・小腸機能・免疫機能・心臓機能障害（心臓移植後の抗免疫療法に限る）・肝臓機能障害（肝臓移植後の抗免疫療法に限る）
・疾病などにかかわらず、高額な費用負担が継続することから対象となる人
精神・更生・育成……医療保険に多数該当する人
＊＊ 2021 年 3 月 31 日までの経過措置

請求方法

公費併用扱いで下記に請求します。

＜請求先＞

- 社会保険併用分➡支払基金
- 国民健康保険併用分➡国保連合会

- **生活保護の場合：** 精神通院医療が優先され、全額精神通院医療の負担となるため、精神通院医療公費単独で支払基金に請求（精神通院医療対象外の医療の場合、公費と生活保護の併用扱い）

自己負担上限額管理票の書き方（図）

図 法別番号21の「自己負担上限額管理票」の記入例

○年２月分　自己負担上限額管理票

受診者		受給者番号	

月額自己負担上限額　2,500円

下記のとおり月額自己負担上限額に達しました。

日　付	医療機関名	確認印
２月　１日	○○薬局	

この枠内は、下の表の「月間自己負担額累積額」欄が、「月額自己負担上限額」に達したときの医療機関が記入します

日付	医療機関名	自己負担額	月間自己負担額累積額	確認印	備考
２月　１日	○○クリニック	￥750	￥750	○○クリニック	障
２月　１日	○○薬局	￥2,300	￥2,500	薬局	障
月　　日					
月　　日					
月　　日					
月　　日					
月　　日					
月　　日					
月　　日					
月　　日					
月　　日					
月　　日					
月　　日					
月　　日					

上限金額を書きます

精神通院も、自己負担額が１割負担となります。障害医療証などをおもちで、実際の負担金が０円となる場合でも１割の額を記入します

備考欄に０割になる他制度の適応をこのように書きます

上限額に達したあとは記入しなくてもかまいません（同月中に限ります）

申請の流れ

1

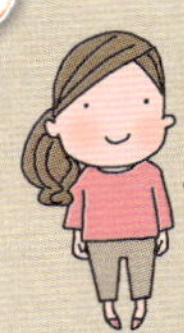

患者さん本人または代理人が、居住地の市区町村の障害者福祉課の窓口か福祉事務所に出向き、申請に必要となる「自立支援医療費（精神通院）支給認定申請書」「診断書（自立支援医療費（精神通院）用）」を入手します。そして、患者さん本人または代理人が、「自立支援医療費（精神通院）支給認定申請書」に記入します。

2

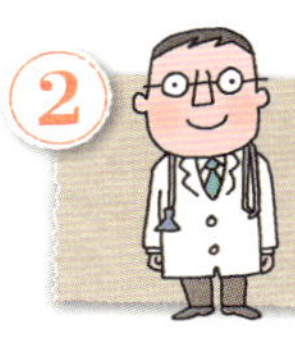

通院している精神科の病院・診療所の医師に「診断書（自立支援医療費（精神通院）用）」を記入してもらいます。

3

患者さん本人または代理人が、申請に必要な書類を市区町村の障害者福祉課窓口か福祉事務所に提出し、精神通院医療の申請を行います。

【必要となる申請書類】
・自立支援医療費（精神通院）支給認定申請書
・診断書〔自立支援医療費（精神通院）用〕
・医療保険の加入関係を示す書類（医療保険被保険者証などの写し）
・受診者の「世帯」の所得の状況が確認できる資料（住民税課税・非課税証明書など）

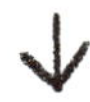

4

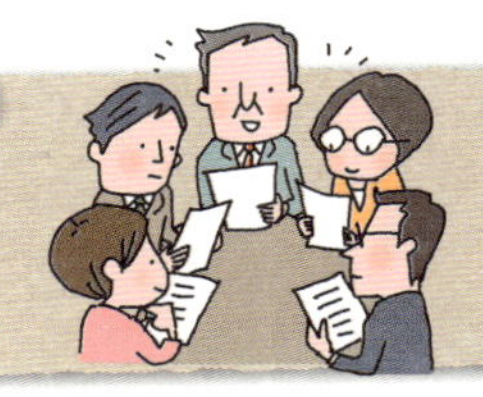

支給が認定されると、市区町村の障害者福祉課または福祉事務所から、患者さんの自宅に「自立支援医療受給者証」（図1）と「自己負担上限額管理票」（図2）が送付されます。

図1 自立支援医療受給者証（精神通院医療）

自立支援医療受給者証（精神通院）

公費負担者番号		2	1						
自立支援医療受給者番号									
受診者	フリガナ			性別					
	氏名			男・女					
	住所								
	生年月日		高額治療継続	該当・非該当					
	保険証の記号及び番号		保険者名						
保護者（受診者が18歳未満の場合記入）	フリガナ		続柄						
	氏名								
	住所								
自己負担上限額									
有効期間									

上記のとおり認定します。

印

指定医療機関名
（変更する場合は事前に申請してください。）

開始		
名称（病院・診療所／薬局／訪問看護事業者）		
所在地		電話番号
廃止		
開始		
名称（病院・診療所／薬局／訪問看護事業者）		
所在地		電話番号
廃止		
開始		
名称（病院・診療所／薬局／訪問看護事業者）		
所在地		電話番号
廃止		

図2 自己負担上限額管理票（精神通院医療）

自立支援医療自己負担上限額管理票

公費負担者番号	2	1						
自立支援医療費受給者番号								
氏名								

《留意事項》
○受診者の方へ
1　自立支援医療受給者証と一緒に医療機関（病院・薬局等）へ提示してください。
※自立支援医療受給者証に記載された病院・薬局・訪問看護事業者以外で受診された場合は，無効です。
（医療機関等の変更は，事前申請が必要です。）
2　管理票には，医療機関の確認印が必要です。
押印がないものや，医療機関以外で記入したものは，無効です。
○病院・薬局・訪問看護事業者の方へ
1　ひと月の自己負担上限額は，自立支援医療受給者証に記載された金額と同じです。
※複数の受給者証をお持ちの方の場合は，受給者証と負担額管理票の，公費負担者番号と受給者番号が同一であることを確認してください。
2　障害者医療証や福祉給付金資格者証をお持ちの方で，実際の負担額が0円となるような場合でも，自己負担額欄には1割の額を記載し，備考欄に(障)など他制度適用の旨を記載してください。

年　月分自己負担上限額管理票

※月が変わったときや，行数が足りなくなったときは，新しいページに記入してください。（上限額に達した際の証明は当該月の最初のページのみで結構です）

月額自己負担上限額　　　円

下記のとおり月額自己負担上限額に達しました。
（※二重線の枠内は，下の表の「月間自己負担額累積額」欄が，「月額自己負担上限額」に達したときの医療機関が記入してください）

日付	医療機関名	確認印
月　日		

日付	医療機関名	自己負担額	月間自己負担額累積額	確認印	備考
月　日					
月　日					
月　日					
月　日					
月　日					
月　日					
月　日					
月　日					
月　日					
月　日					
月　日					
月　日					

自立支援医療（精神通院医療）
に関する助成

申請についてよくある質問

Q 自立支援医療（精神通院医療）はどこで受けられますか？

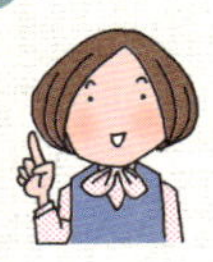

自治体が審査指定を行った**指定自立支援医療機関（精神通院医療）に限られます**。

Q 自立支援医療（精神通院医療）を申請するためには障害者手帳が必要ですか？

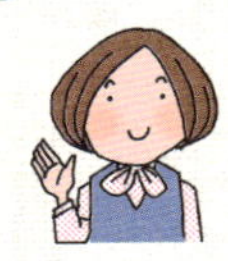

自立支援医療（精神通院医療）は、**精神障害者手帳をもっていない方でも利用できます**。

Q 来院するときには何を持参すればいいですか？

福祉事務所などから送られてきた「**自立支援医療受給者証**」と「**自己負担上限額管理票**」、そして「**医療保険被保険者証**」を持参するようにしてください。

Q 対象となる精神疾患とは直接関係がない風邪や糖尿病で受診した場合にも、自立支援医療（精神通院）の対象になりますか？

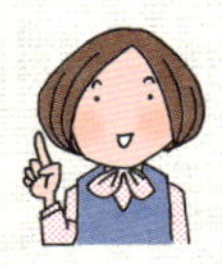

精神疾患と直接関係のない疾患の受診は対象外です。ただ、精神疾患により、自己管理能力が低下したことが原因だと医師が判断すれば、対象となります。

Q 住所や加入保険が変更になりましたが、手続きは必要ですか？

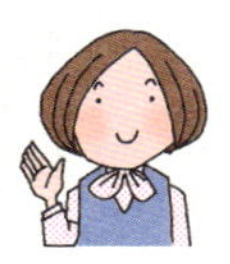

住所や加入保険が変わった場合は、**変更届が必要**になります。「自立支援医療受給者証」（精神通院医療）をはじめ、必要なものを持参して市区町村の障害者福祉課窓口か福祉事務所で手続きを行ってください。都道府県や政令指定都市の区域を超えて転居なさる場合は、転居先での申請も必要です。

Q 受給者証に有効期間はあるのでしょうか？

有効期間は１年以内です。継続の場合は有効期限の３カ月前から申請を行うことができます。自立支援医療診断書は、病状の変化等がない場合は２年に１度の提出で差し支えありません。

Q 日本人ではないのですが公費負担の対象になりますか？

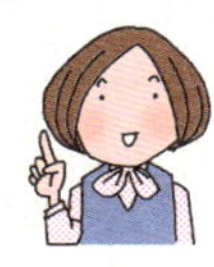

対象となります。ただし**正当な理由なく医療保険に加入していない場合は対象になりません**のでご注意ください。

Q 息子が知的障害者施設に入所しているのですが、通院によって精神障害の治療を受ける場合は公費負担の対象になりますか？

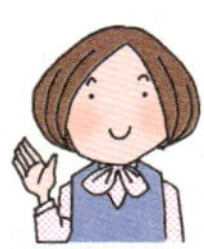

対象になります。

Q 公費負担はいつからスタートになりますか？

原則として、市区町村で**申請書を受理した日から**になります。

※「受給者証」が発行される前に受診した精神医療（通院）については、診療報酬請求時や患者負担支払時の工夫によって対応

Q 往診による医療は公費負担の対象ですか？

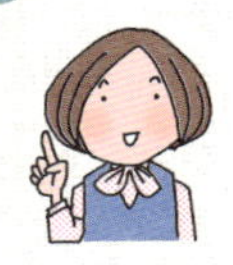

公費負担の範囲に**含まれます**。なお、往診料も公費負担の対象です。

Q 初診料も公費負担の対象ですか？

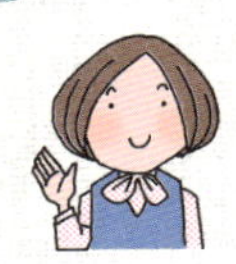

公費申請のために受診した際の**初診料は公費負担の対象外**です。しかし、公費の認可が降りたあとに医療機関を変更した場合、新しい医療機関での初診料は公費負担の対象になります。

意外と知らない

フォローアップCheck!

☑ **自立支援医療意見書にかかる文書料は請求してよいの？**

——**診断書は自費徴収してもよい**です。ただし、生活保護の場合は福祉事務所等担当課へ請求してください。

column

更新のアナウンスは早めに

法別番号21の「自立支援医療受給者証」は1年ごとの更新でほとんどの患者さんが継続するので早めに更新のアナウンスをすることが必要です（有効期限の3カ月前から再認定の申請が可能）。患者さん任せにして期限が切れてしまうとその間公費扱いにできず、申請が通るまで保険診療代（3割負担）をいただかなくてはならなくなります。また、保険請求もその間行うことができず保留扱いにるため保険請求忘れにつながる可能性もあります。そのため、期限が切れてからの申請は患者さん、事務員双方にとって大変な面倒となるのです。判定には時間がかかるため、1カ月前までには申請を行ってもらうようにしたいものです。

早すぎよ
あと11ヶ月で更新です
?

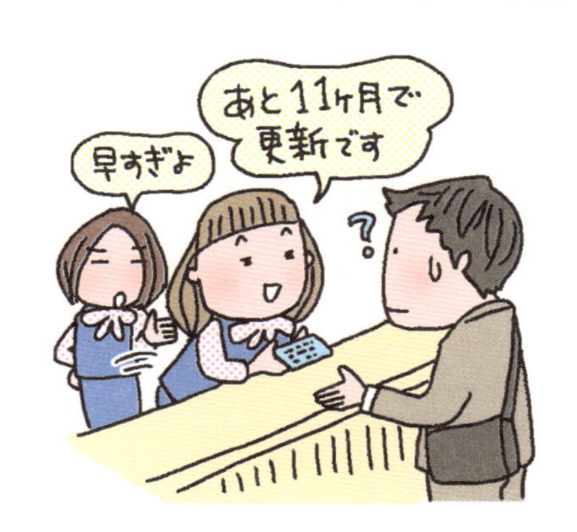

column

自己負担額は暗記すべきか否か

福祉医療制度（子ども、障害、母子、精神など）の自己負担額は発行元の市区町村が補うので、実際の窓口負担は同じ都道府県でも市区町村単位で異なります。しかし、現場では電子カルテに順序通り入力すると勝手に判断して自己負担分を計算してくれるので、追求して考えなくてもなんとなくできてしまいます。そのため、制度の内容を理解していないとレセプトの返戻等の問題が起きたときに対処できず途方に暮れることになります。自己負担額を覚える必要はありませんが、制度の仕組みは理解しておきましょう。

レセプトの返戻をなくすことに全力をつくしますっ
悪いことではないけど…
理解できんっ
キッパリ!!

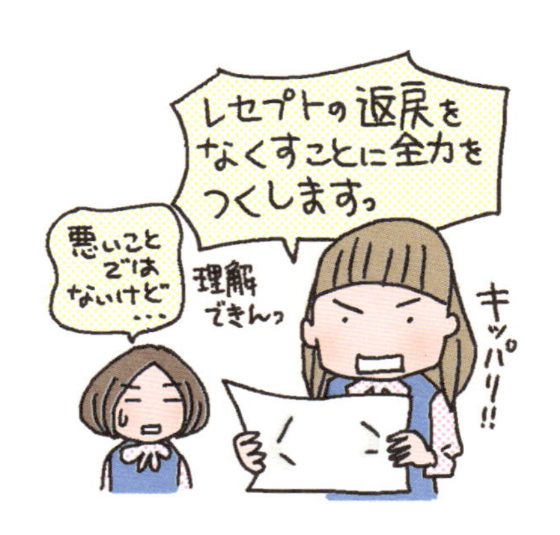

麻薬入院措置

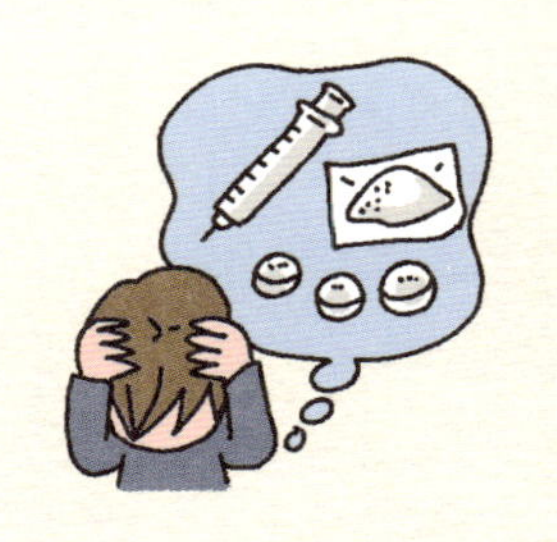

法律名 麻薬及び向精神薬取締法
実施主体 国・都道府県

窓口で行うこと

「受給者証」と「被保険者証」*を確認する

*「被保険者証」がない場合は全額公費負担となります

制度の解説

麻薬および向精神薬の濫用による保健衛生上の危害を防止し、公共の福祉の増進を図ることを目的に、麻薬中毒者に必要となる医療を公費で給付する制度です。

対象者

麻薬、大麻またはあへんの慢性中毒の状態やその疑いがあり、入院措置の必要性を認められた人

対象疾患

麻薬、大麻またはあへんの慢性中毒

担当医療機関

①国または都道府県知事が設置した精神科病院
②精神保健福祉法に準じた精神科病院

point

医師の届出義務

麻薬中毒者であると診断した医師は法第58条の2に則り、すみやかに届出をしなければいけません。
※患者さんの氏名、住所、年齢、性別などを患者さんの居住地の都道府県知事に届け出る

負担割合

・**医療保険に加入している場合**

自己負担分は全額公費負担対象で、医療保険が優先されます。

医療保険　70%	公費　30%

患者さん本人とその配偶者、生計を一にする扶養義務者の前年分の所得税の合算が147万円を超えるときは、2万円を限度に自己負担が生じます

・**医療保険に加入していない場合**

公費　100%

給付内容

健康保険等と併用する場合は医療費の一部負担金、標準負担額が支給されますが、公費単独の場合は入院措置に関する費用は都道府県が全額負担します。

請求方法

公費単独扱いで支払基金に請求、または併用扱いで下記に請求します。

＜請求先＞

・社会保険併用分➡支払基金
・国民健康保険併用分➡国保連合会

給付の流れ

①

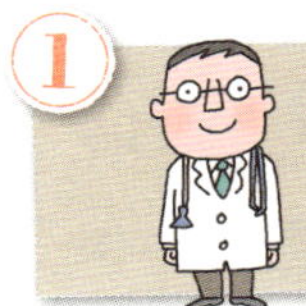

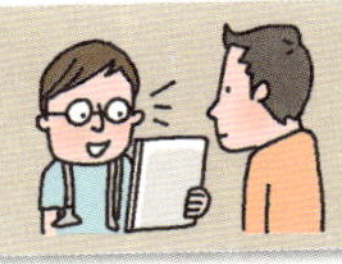

医師や麻薬取締官、検察官などからの通報により、**2名以上の精神保健指定医**によって診察が行われます。

②

都道府県知事が入院措置を決定します。入院期間は、当初30日を超えない範囲内で定められ、さらに入院を継続する必要がある場合には、麻薬中毒審査会の審査決定を経て、継続すべき期間の決定と延長が行われます。ただし、**入院期間全体は、当初から6カ月を超えることはできません**。

column

公費の取り扱いにおける典型的な失敗例

典型例① 指定医療機関ではないのに公費扱いをしてしまい、後日患者さんに公費が適用されないことを説明しなければならなくなった（指定医療機関で受診するよう案内できれば無料で済んだのに会計が発生してしまった）。

典型例② 上記の例でその後連絡が取れず、保険請求分または自己負担分を請求できない状況になった。

典型例③ 自院では公費として取り扱えないと早合点し、診療を断ってしまった（せっかく時間を割いて受診していただいたのに、自分の知識不足のせいで患者さんを帰してしまった）。

典型例④ 自院では公費として取り扱えないにもかかわらず診断書を預かってしまった（その診断書は無効なので、先生の手間だけがかかってしまった）。

コーシー美味し…
さては「公費(コーヒ)」を思い出したくないのね…

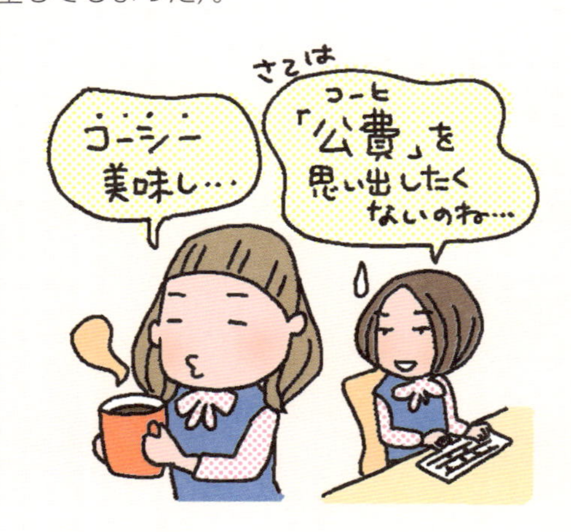

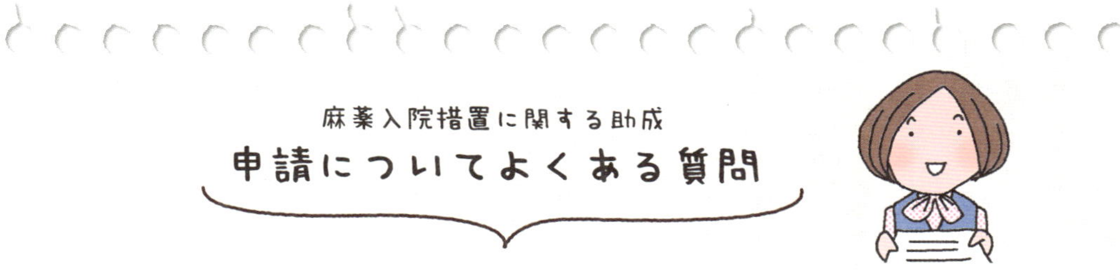

Q 急性薬物中毒と診断されました。入院措置を受けることはできますか？

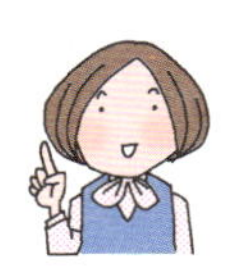

急性薬物中毒の場合は入院することができますが、**公費は慢性中毒に限られる**ため、急性の場合は含まれません。

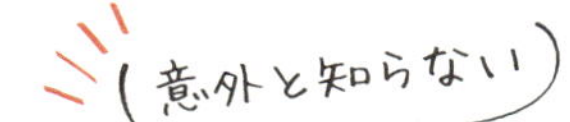

フォローアップCheck!

☑ **麻薬中毒で入院の必要があると診断された救急患者が、健康保険の資格はあるものの一部負担金の支払い能力がない場合、どうすればよいの？**

――慢性の麻薬中毒者またはその疑いのある人であれば、都道府県知事は必要に応じて精神保健指定医の診察を受けさせることができます。診察の結果、受診者が麻薬中毒者で、入院させなければ薬物の使用を繰り返すおそれがあると認められた場合、麻薬中毒者医療施設に入院させて医療を行うことができます。その際の医療費に占める自己負担分は、**扶養義務者の支払い能力に応じて徴収**されるほか、**公費負担によって賄われます**。

☑ **受診した患者さんの確定診断をした場合、何らかの届出をしなければならないの？**

――**都道府県知事に届け出る義務**があります。

養育医療

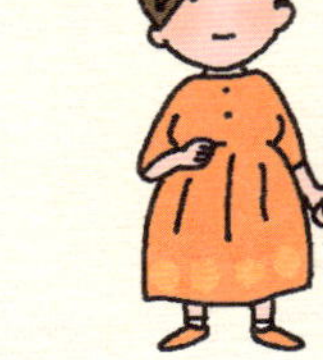

法律名 母子保健法　実施主体 国・都道府県

窓口で行うこと

「被保険者証」と「養育医療券」を確認する

制度の解説

母子保健対策として、保健指導や健康診査などの保健対策と、医療の給付を主体とした医療対策などが行われ、出生児が未熟児であった場合に必要となる医療費を支援します。

対象者

①②のいずれかに該当する場合、対象となります

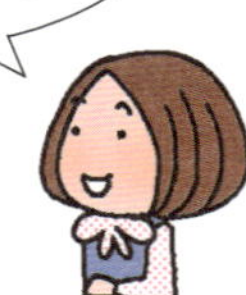

① 出生時体重 2,000g 以下のもの
② 生活能力が特に薄弱であり、下記 A ～ E のいずれかの症状を有するもの

A. 一般状態
- 運動不安、痙攣（けいれん）がある
- 運動が異常に少ない

B. 体温が摂氏 34℃以下

C. 呼吸器・循環器系
- 強度のチアノーゼが持続する、またはチアノーゼ発作を繰り返す
- 呼吸数が毎分 50 を超えて増加の傾向にあるか、毎分 30 以下
- 出血傾向が強い

D. 消化器系
- 生後 24 時間以上排便がない
- 生後 48 時間以上嘔吐が持続している
- 血性吐物、血性便がある

E. 黄疸
- 生後数時間以内に現れるか、異常に強い黄疸がある

担当医療機関

都道府県知事の指定する医療機関（指定療育医療機関）

負担割合

自己負担分は全額公費負担対象で、医療保険が優先されます。保護者に負担能力が認定された場合には、自己負担金が課せられます。

医療保険　70％	公費　30％

請求方法

公費併用扱いで下記に請求します。

＜請求先＞

- 社会保険併用分➡支払基金
- 国民健康保険併用分➡国保連合会

退院時には
料金を徴収
しません

所得区分が
確定されたのち
市区町村から本人に
請求されます

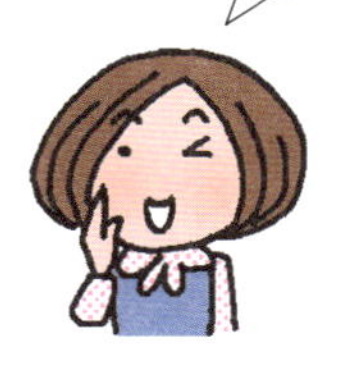

※各自治体の子ども医療費助成の対象となるときは
市区町村で相殺する場合もあります

申請の流れ

1

未熟児の保護者が給付の申請を行います。所定の「養育医療給付申請書」(図1)をはじめとする必要書類を、該当未熟児の居住地の市区町村へ申請します。

【申請に必要な書類】
- 養育医療給付申請書
- 養育医療意見書(医療機関に記入してもらう)(図2)
- 低体重児出生届 (図3)
- 世帯調書および関係証明書 (所得税証明書など)
- 住民票

2

申請を受けた市区町村長が、療育医療の給付をするか否かを決定します。「養育医療券」(図4) が交付されるか、または申請却下の通知が届きます。

3

「養育医療券」を指定養育医療機関に提出して給付を受けます (原則、現物給付)。

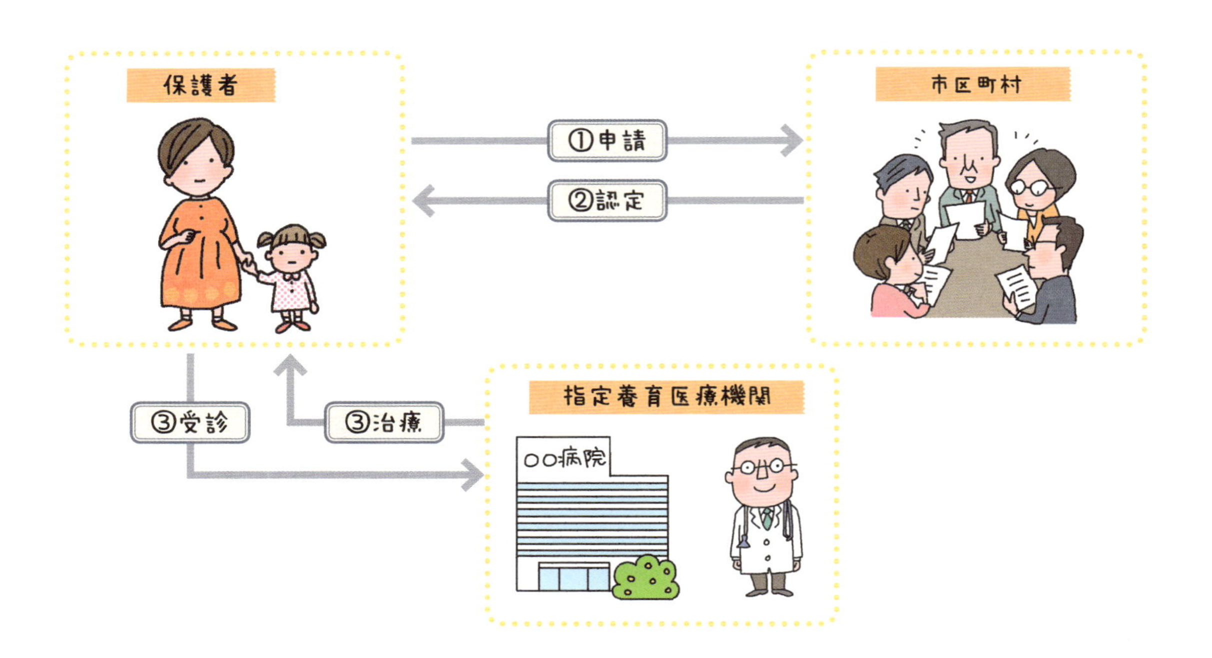

図1 養育医療給付申請書

養 育 医 療 給 付 申 請 書

本人	ふりがな 氏名		男 女	生年月日	年 月 日
	居住者				
	現在地				
扶養義務者	氏名		本人との続柄		職業
	居住地				
被保険者証等の記号及び番号			保険者等の名称		
希望する指定養育医療機関の名称及び所在地					
備考					

別紙関係書類を添えて上記のとおり養育医療の給付を申請します。

申請者住所

本人との続柄

申請者氏名（自署もしくは記名押印）

年　月　日

市町村長

殿

申請受付年月日		決定年月日	

図2 養育医療意見書

養 育 医 療 意 見 書

ふりがな 氏名		性別	男・女	生年月日	年 月 日
居住地				出生時の体重	グラム
症状の概要	1 一般状態	(1) 運動不安・痙攣 (2) 運動異常			
	2 体温	(1) 摂氏34度以下			
	3 呼吸器 循環器	(1) 強度のチアノーゼ持続 (2) チアノーゼ発作を繰り返す (3) 呼吸数が毎分50以上で増加傾向 (4) 毎分30以下 (5) 出血傾向が強い			
	4 消化器	(1) 生後24時間以上排便がない (2) 生後48時間以上嘔吐が持続 (3) 血性吐物・血性便がある			
	5 黄疸	(1) あり（強・中・弱）　(2) なし			
	その他の所見（合併症の有無等）				
診療予定期間	自　年　月　日　至　年　月　日				
現在受けている医療	安静 入院　退院 保育器の使用　酸素吸入　鼻腔栄養　注射その他の医療				
症状の経過					

上記のとおり診断する。

年　月　日

医療機関の名称及び所在地

医師氏名　印

給付の対象は
「入院中の病児」なので
退院までに申請しなくちゃ
いけないんですよね？

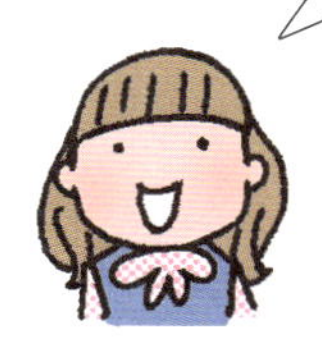

退院後の申請は
受け付けてもらえないから
注意してね

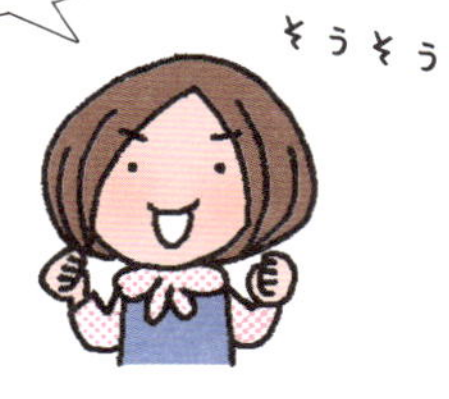

図3 低体重出生届

別 添

低 体 重 児 出 生 届

乳児	所在地	（電話　　）
	出生場所	
	出生日時	年　月　日　午前 午後　時　分
	出生時の体重	グラム　性別　男・女
産婦	氏名及び年齢	（　歳）
	住所	
	分娩時の妊娠月数	
出生立会者	立会者別	医師・助産師・その他（　）
	氏名	
参考事項	（乳児の症状その他養育指導上参考となる事項があれば記入して下さい。）	

上記のとおり届出ます。

年　月　日

届出者住所

氏名（自署もしくは記名押印）

乳児との関係

殿

記載上の注意

乳児の「所在地」，「出生場所」欄には，乳児が病院等に入院しているときは，その住所及び病院名を記入すること。

図4 養育医療券

様式第一号（一）（第九条関係）

養 育 医 療 券（病院・診療所用）

公費負担者番号	2 3			交付	年　月　日
公費負担医療の受給者番号					年　月　日
被保険者証等の記号及び番号		保険者等の名称			
受療者	氏名				
	生年月日	年　月　日			男・女
申請者	氏名				
	生年月日	明治 大正 昭和 平成　年　月　日		受療者との続柄	
	住所			職業	
指定養育医療機関（病院・診療所）	名称				
	所在地				
診療予定期間	年　月　日から　年　月　日まで				
この券の有効期間	年　月　日から　年　月　日まで				

上記のとおり決定する。

年　月　日

市町村長

氏　名 印

経由責任者	保健所長　氏　名 印

（日本工業規格A列5番）

point

「養育医療券」の有効期間

「養育医療券」の開始日は、指定療育医療機関での医療が開始された日です。また、有効期間内であっても退院をもって有効期間終了となります。有効期限を超えて養育医療を受ける場合は、事前に申請を行ってもらう必要がある点に注意しましょう。また、転居した場合は転居先での再申請が必要です。

養育医療に関する助成

申請についてよくある質問

Q 医療機関の窓口での負担はありますか？

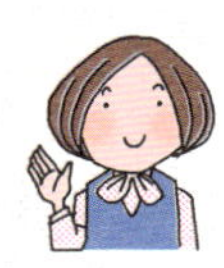

療育医療に関する医療費について**窓口での負担はありません**。ただし、おむつ代や寝巻き代、差額室料など、保険が適用されない治療費については、給付対象外になります。直接病院にお支払いください。

Q 月の途中から医療を開始した場合、自己負担金の支払いはどうなりますか？

養育医療の自己負担金は、**世帯の所得税に応じて決定**されます。月の途中から医療を開始したり、月の途中で退院したりした場合には、日割り計算した金額になります。

Q 何歳までが対象になりますか？

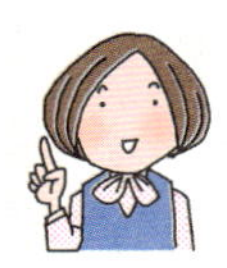

1歳未満の乳児が対象です。また、入院養育が対象になりますので、退院後の通院や再入院は対象外になります（給付期間は1歳の誕生日の前々日まで）。

Q 申請に関して医療機関が作成する療育医療意見書の文書料はどうなりますか？

意見書は無償交付扱いとなります。

自立支援医療（療養介護医療）

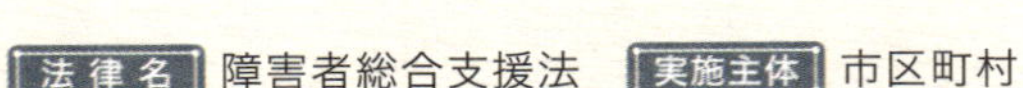

窓口で行うこと

「療養介護医療受給者証」と「障害福祉サービス受給者証」と「被保険者証」を確認する

制度の解説

障害者総合支援法に基づいて障害福祉サービスを給付する制度です。医療や常時介護を要する障害者に対し、主に昼間、**指定の病院で機能訓練や日常生活上の援助などを行うことを「療養介護」**といいます。**療養介護のうち、医療に関する部分が「療養介護医療」**にあたり、対象となる患者さんが病院で医療を受けた場合に、医療費が支給されます。

対象者

病院などへの長期入院による医療的ケアに加え、**常時介護を必要とする18歳以上の患者さんで、次のいずれかに該当**する人が対象になります。

①筋萎縮性側索硬化症（ALS）など、気管切開を伴う人工呼吸器による呼吸管理を行っていて、障害程度区分が区分 6
②筋ジストロフィーの患者さんまたは重症心身障害者であり、障害程度区分が区分 5 以上
③旧重症心身障害児施設に入所した人または指定医療機関に入院し、2012 年 4 月 1 日以降、指定療養介護事業所を利用している①および②以外の人

担当医療機関

都道府県知事から指定を受けた指定療養介護事業者または基準該当療養介護事業者の病院

負担割合

医療保険を優先適用し、医療費の9割までが保険給付と公費負担になり、残りの1割が原則自己負担となります。

医療保険 70%	公費（療養介護医療）	自己負担（原則10%）

※自己負担額には世帯の所得に応じて上限があります

自己負担上限額（表）

表 自己負担の上限月額

区別	世帯の収入状況	自己負担上限月額
生活保護	生活保護受給世帯	0円
低所得1	住民税非課税世帯であって障害者または障害児の保護者の収入が80万円以下の人	15,000円
低所得2	住民税非課税世帯のうち、低所得1に該当しない人	24,600円
一般	住民税課税世帯	44,400円

給付内容

① 機能訓練、療養上の管理、看護
② 食事、入浴、排泄、着替えなどの介助
③ 日常生活上の相談や支援

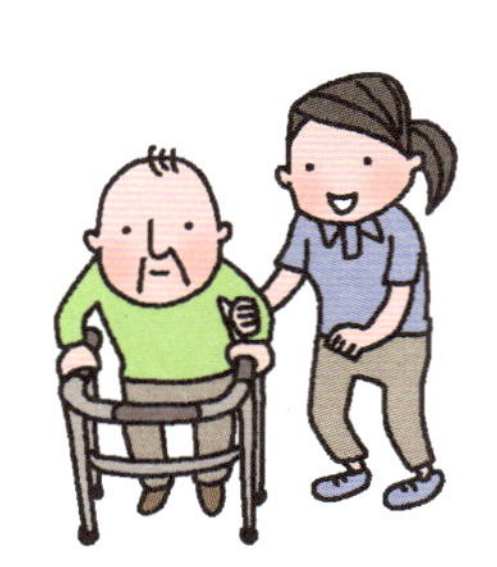

請求方法

公費併用扱いとして、下記に請求します。

＜請求先＞

- 社会保険併用分 ➡ 支払基金
- 国民健康保険・後期高齢者医療併用分 ➡ 国保連合会

申請の流れ

1

障害者本人または障害者の保護者が、介護給付費・特例介護給付費としての療養介護、または基準該当療養介護の支給を受けるために、居住地の市区町村に申請を行います。

2

療養介護または基準該当療養介護の支給が認められた場合、これと同時に「障害者福祉サービス受給者証」と「療養介護医療受給者証」(図2)が発行されます。

3

「療養介護医療受給者証」を指定医療機関に提示し、医療の給付を受けます。

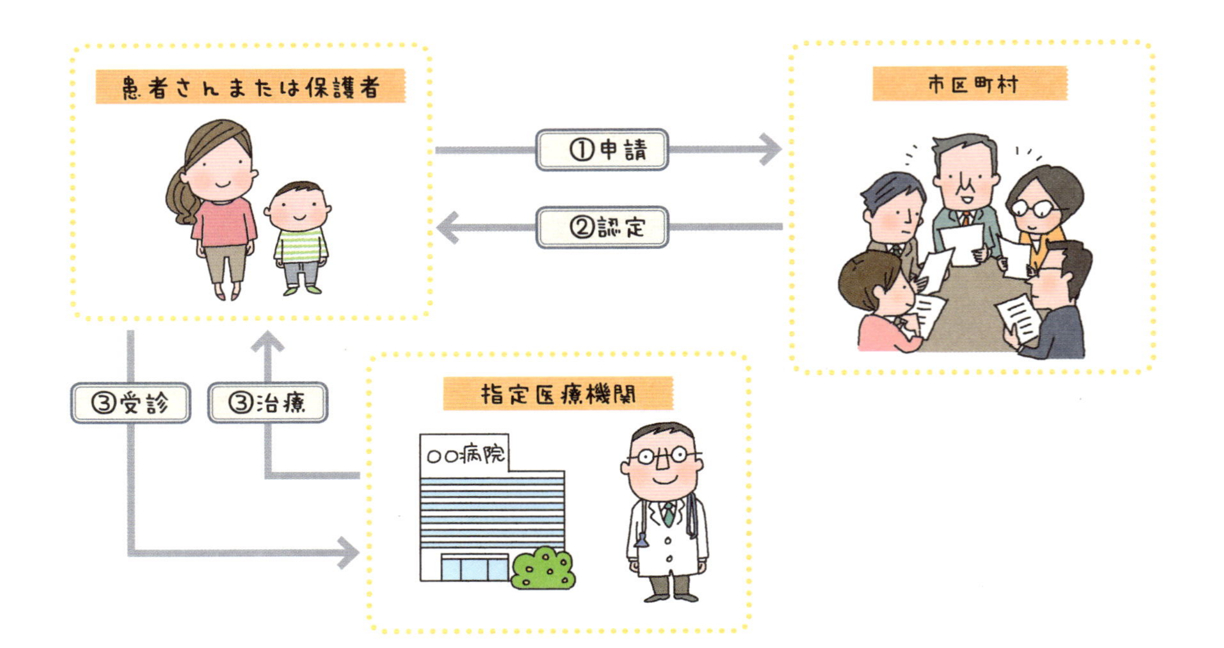

図2 療養介護医療受給者証

療養介護医療受給者証				
公費負担者番号		2 4		
公費受給者番号				
支給決定障害者	フリガナ			
	居住地			
	フリガナ		生年月日	
	氏名		年 月 日	
	被保険者証の記号及び番号		保険者名及び番号	
負担上限月額	療養介護医療（食事療養（生活療養）を除く）	月額 円		
	食事療養（生活療養）	月額 円		
適用期間		年 月 日から 年 月 日まで		
交付年月日		年 月 日		
支給市町村名及び印				

特にしっかり
確認すること！

point

医療型個別減免制度

① 18～20歳未満の対象者については、地域で子どもを育てるために必要な費用と同様の額の負担となるように、食費および医療の定率負担の軽減が行われます。また、一定収入・預貯金額以下の対象者については、さらに社福減免が適用されます。

② 収入、資産が少なく、負担能力が少ない患者さんについては、一定の「その他の生活費」が手元に残るように個別減免が受けられます。具体的な減免内容は、市区町村に確認が必要です。

p.95の自己負担上限額の制度に加えてさらにこちらの減免制度もあります

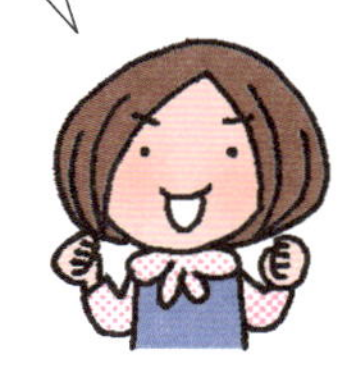

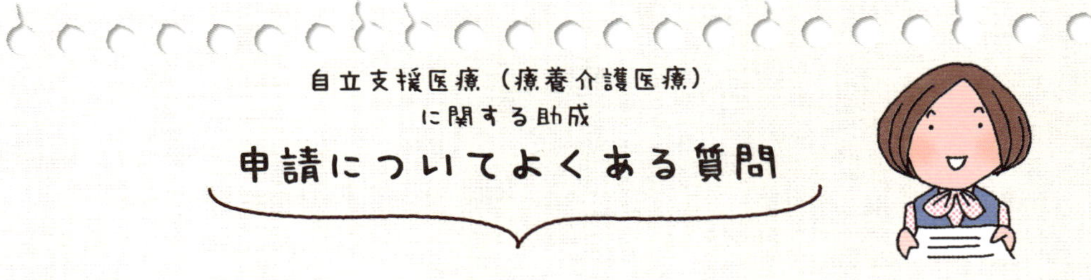

自立支援医療（療養介護医療）
に関する助成

申請についてよくある質問

Q どんな医療機関で治療が受けられますか？

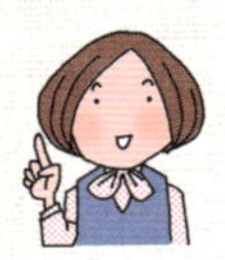

指定療養介護事業所が対象になりますが、指定要件を一部満たしていない事業所で療養介護医療を受けた場合は、基準該当療養介護医療として支給が行われます。

Q 食事療養費は、給付の対象になりますか？

食事療養費の標準負担額は**原則、給付対象外**ですが、減免によって公費負担される場合もありますので、詳しくは各市区町村の担当窓口にお尋ねください。

Q 窓口での資格の確認では、何を提出すればよいのでしょうか？

障害福祉サービス受給者証・療養介護医療受給者証・被保険者証が必要です。

Q 対象者に対する助成制度対象の疾病はありますか？

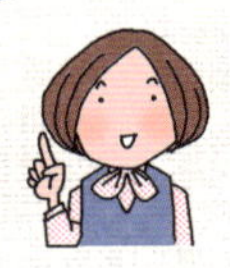

療養介護医療の対象者は特定されていますが、対象者が助成を受けるにあたっての**対象疾病は特に定められていません**。

中国残留邦人

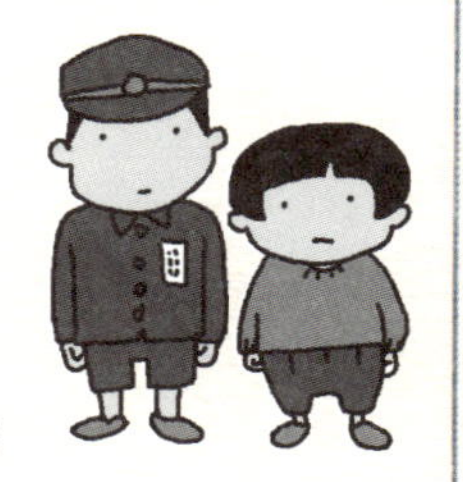

法律名 中国人残留邦人等の円滑な帰国の促進及び永住帰国後の自立の支援に関する法律　実施主体 国

窓口で行うこと

「本人確認証」を確認する

制度の解説

1945年頃、中国の東北地方に広がっていた旧満州地区に開拓団などとして居住していた日本人で、戦争に巻き込まれたために孤児として中国に残された「中国残留邦人」に対し、老後の生活の安定を支援する制度です。

対象者

① 日本に永住帰国した中国残留邦人（樺太残留邦人を含む）で世帯の収入が一定の基準に満たず、かつ下記A～Dのすべての要件を満たす人（特定中国残留邦人）とその配偶者
　A．1911年4月2日以降に生まれた人
　B．1949年12月31日以前に生まれた人（特例あり）
　C．永住帰国した日から1年以上日本に住所を有している人
　D．1961年4月1日以降に初めて永住帰国した人
② 支援給付を受けている中国残留邦人等が死亡した場合の配偶者
③ 支援給付に係る改正法施行前に60歳以上で死亡した特定中国残留邦人等の配偶者で、法施行の際に生活保護を受けている人

担当医療機関

生活保護による指定医療機関と同じ（更新・指定手続きも生活保護と同様に行われます）

負担割合

公費　100%

全額公費（国費）負担対象です。生活保護法による医療扶助と同じです

給付内容

生活保護法による医療扶助（p.30）に準じますが、生活保護と同じく「医療券」に本人支払額の記載がある場合はその額を本人から徴収します。

請求方法

生活保護と同じく、公費単独で支払基金に請求します。

column

“生保と同じ” でミス回避！

中国残留邦人の公費対象者は1つの医療機関に何人も来院するわけではないため、突然窓口に来られるとどう対処してよいのかわからず固まってしまう事務員が多いようです。また、法別番号25は法別番号12（生活保護）と番号が離れているので、同じ扱いにするとは思わず、間違えて診療を断ってしまう失敗もよく起こります。生活保護とは取り扱い窓口が異なりますが、来院されたらまずは慌てず「生保とほぼ同じ扱い」であることを思い出しましょう。それさえ思い出せれば、あとの対応がわからなくてもたとえば市役所の生活保護課に電話等で尋ねると、どこに連絡すればよいかを教えてもらえるので（担当課が違う場合はつないでもらえます）、その指示に従うとよいでしょう。

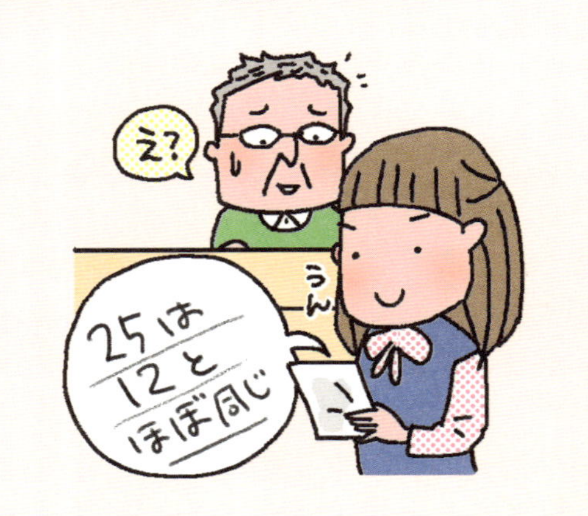

申請の流れ

1 患者さんが支援給付の実施機関（ほとんどの場合、福祉事務所）を訪問し、申請します（指定を受けた医療機関であればどこでも自由に選択可能）。

→

2 医療機関が生活保護と同様に「医療要否意見書」（実施機関から交付）に記入して福祉事務所に直接提出します。

※本人負担を軽減するため、実施機関（市区町村）と医療機関との間で直接手続きを行います

↙

3 支援給付の実施機関による審査の結果、認定となった場合は選定した医療機関に「医療券」が直接送付されます。また、患者さん本人に「本人確認証」（p.102 図）が交付されます。

→

4 「本人確認証」を医療機関に提示し、医療の給付を受けます。

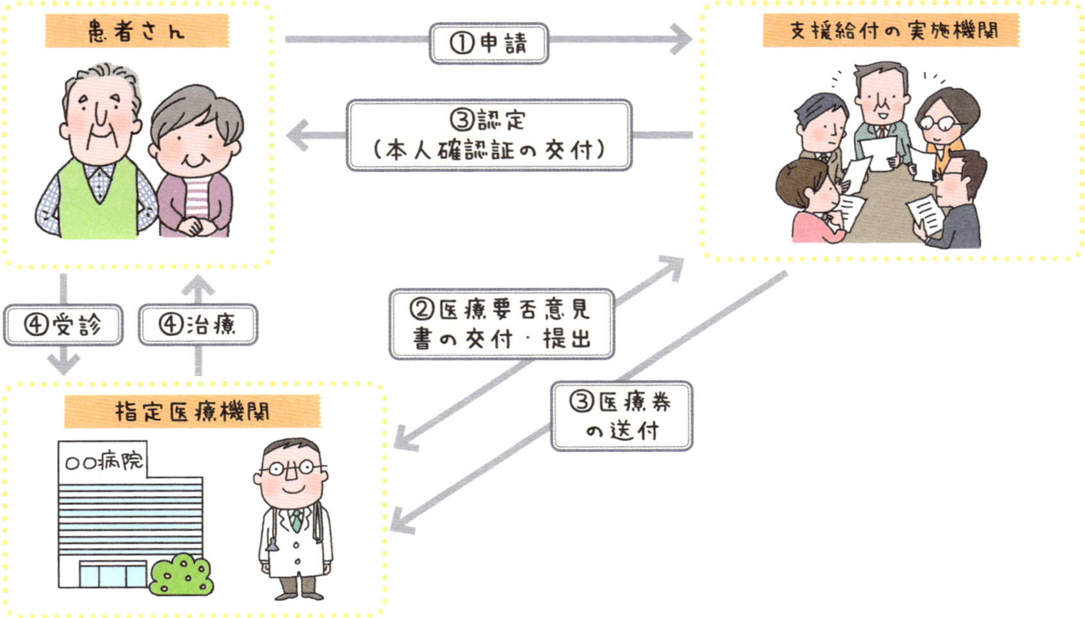

患者さん

支援給付の実施機関

指定医療機関

○○病院

①申請

③認定（本人確認証の交付）

②医療要否意見書の交付・提出

③医療券の送付

④受診

④治療

中国残留邦人に関する助成

申請についてよくある質問

Q 「医療要否意見書」の作成料は本人負担ですか？

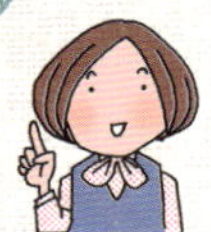

生活保護と同様に、**無償で交付**します。

意外と知らない

フォローアップCheck!

☑生活保護と同様に、「医療券」も本人が持参したものを確認するの？

――「医療券」は福祉事務所と医療機関の間のやり取りを経て直接提出するため、**患者さん本人が「医療券」をもってくることはありません。本人から提示されるのは「本人確認証」のみ**です。福祉事務所交付の「医療券」と同じ内容であるかを確認してください。

図 本人確認証

（表面）

No.

本人確認証

氏　名　　性別

生年月日

住　所

写　真

上記の者については，中国残留邦人等の円滑な帰国の促進及び永住帰国後の自立の支援に関する法律〔平成6年法律第30号〕に基づく支援給付の支給決定されていることを証明する。

発行日　　年　月　日

支援給付の実施機関の長 印

有効期間：　年　月　日から　年　月　日まで

（裏面）

（注意）

(1) この確認証は，他人に貸与し，又は譲渡することはできません。
(2) この確認証を紛失したときは，直ちに発行者に届け出てください。
(3) この確認証は，次の場合は直ちに発行者に返納してください。
①御本人が支援給付を受けなくなったとき。
②確認証の記載事項に変更があったとき。
③確認証の有効期間が満了したとき。
④確認証が使用に耐えなくなったとき。
⑤確認証が再交付された後，紛失した確認証を発見したとき。
(4) 医療機関で受診する際には,この確認証を窓口に提示してください。

発行者　所在地

電話番号

法別番号
28

一類・二類感染症

法別番号 29

新感染症

公費負担医療制度

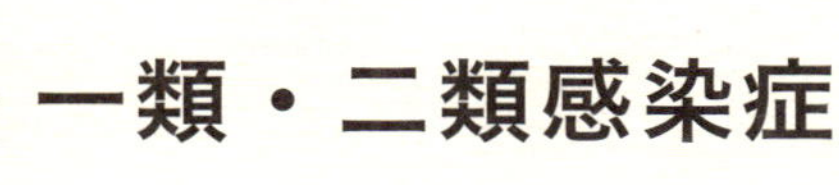

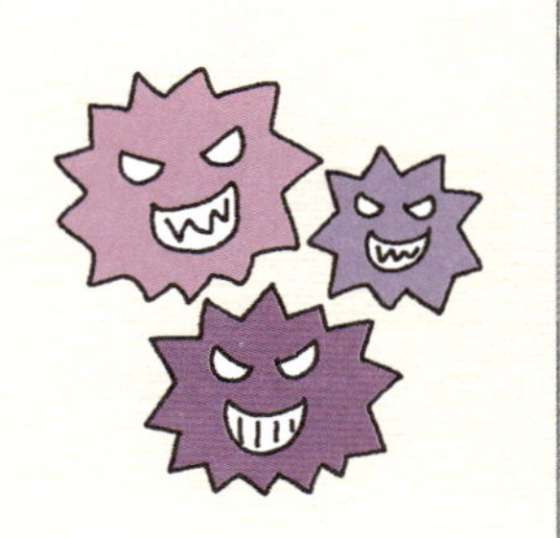

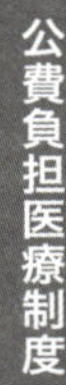

法律名 感染症法　実施主体 国・都道府県

窓口で行うこと

法別番号 28

「被保険者証」を確認する

法別番号 29

特になし

制度の解説

感染症の予防と感染症の蔓延を防止し、公衆衛生の向上と増進を図るための制度です。

法別番号 28

一類と二類、新型等インフルエンザ、指定感染症の感染症の患者さんに医療費（入院に限る）が支給されます。

法別番号 29

新感染症の患者さんに対する医療について、その医療費が公費負担されます。

①～③を満たすものを
新感染症といいますが、
現在対象となる感染症は
定められていません

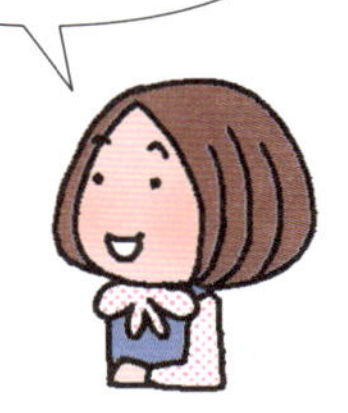

＜新感染症の定義＞

① 人から人へと伝染すると認められる疾病
② すでに知られている感染性の疾病とその病状、または治療の結果が明らかに異なる
③ 重篤（じゅうとく）かつ国民の生命、健康に重大な影響を与えるおそれがある

対象者

法別番号28

一類・二類感染症、新型インフルエンザ等感染症、指定感染症患者（入院患者のみ）（表）

法別番号29

新感染症患者

表 法別番号28の公費給付対象疾病

一類感染症（7疾病）	エボラ出血熱、クリミア・コンゴ出血熱、痘（とう）そう（天然痘）、南米出血熱、ペスト、マールブルグ病、ラッサ熱
二類感染症（7疾病）	急性灰白髄炎（かいはくずいえん）（ポリオ）、結核、ジフテリア、鳥インフルエンザ（H5N1）、鳥インフルエンザ（H7N9）、重症急性呼吸器症候群（SARS）、中東呼吸器症候群（MERS）
新型インフルエンザ等感染症	新型インフルエンザ、再興型インフルエンザ
指定感染症	現在、該当なし

担当医療機関

法別番号28

- **一類感染症**：特定感染症医療機関および第一種感染症医療機関
- **二類感染症**：特定感染症医療機関、第一種感染症医療機関および第二種感染症医療機関
- **新型インフルエンザ等感染症**：特定感染症医療機関、第一種感染症医療機関および第二種感染症医療機関
- **指定感染症**：1年以内の政令期間に定められた医療機関

法別番号29

特定感染症指定医療機関（国が指定）

負担割合

法別番号28

自己負担分（医療費の一部負担金および食事療養の標準負担額）は全額公費負担で、医療保険が優先されます（入院医療のみが対象です）。所得税額に応じて自己負担が課せられます。

結核の通院のみ5%の患者負担が発生します

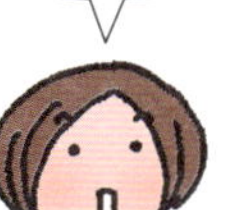

＜医療保険３割負担の場合＞

医療保険　70％	自己負担分 公費　30％

法別番号29

全額が公費で賄われます。所得税額に応じて自己負担が課せられます（147万円超の場合：負担上限月額2万円）

公費　100％

請求方法

法別番号28

公費併用扱いとして、下記に請求します。

＜請求先＞

- 社会保険併用分➡支払基金
- 国民健康保険・後期高齢者医療併用分➡国保連合会

- **生活保護を受給している人の場合**

感染症の公費が優先されるため、公費単独扱いで支払基金に請求します。

※公費の対象とならない医療がある場合は生活保護との併用で支払基金に請求

感染症の対象とならない医療は生活保護との併用で請求します

法別番号29

公費単独扱いで支払基金に請求します。

図1 申請書の例

感染症患者医療費公費負担申請書

年　月　日

感染症の予防及び感染症の患者に対する医療に関する法律（第37条／第37条の2）の規定により医療費公費負担を申請します。

申請者の氏名

申請者の住所

患者との関係

患者の氏名		性別	男・女	生年月日	年　月　日
住　所					
保険者等の種別	健保（本人・家族）　国保（一般・退職本人・退職家族）				
	生保（保護受給中・保護申請中）　その他（　　　）				
高齢者の医療の確保に関する法律による医療の受給資格	有・無	年　月から			

初めて
見ました

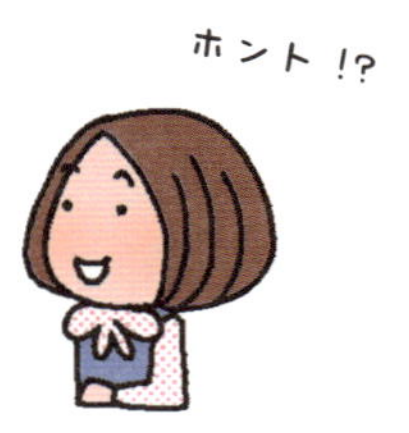

申請の流れ

1

患者さんまたはその保護者が申請します。患者さんが作成した申請書を、患者さんの家族などが所得証明書などの添付書類を整えたうえで、患者さんの居住地を管轄する保健所を経由して勧告保健所に提出します。

【提出書類】
・感染症患者医療費公費負担申請書（図1）
・入院勧告等の通知の写し
・世帯員の各種所得証明書

2

申請を受理した勧告保健所が、公費負担を決定します。公費負担決定後、申請者に対して、自己負担額を明示した決定通知が行われるのと同時に、感染症指定医療機関の管理者に決定通知の写しが送付されます。

3

指定医療機関を受診し、医療の支給を受けます。

患者さんまたは保護者

①申請

※やむを得ない理由により患者さんが申請書を作成できない場合は、「入院勧告・措置を実施した保健所」または「入院先の感染症指定医療機関」が申請書の作成を代行することが可能

居住地の保健所

③受診

③治療

②認定

①申請

指定医療機関

○○病院

②決定通知の写し

勧告保健所

公費負担医療制度
法別25
法別28・29
法別30
法別38
法別51
法別52

図2 発生届の例〔鳥インフルエンザ（H5N1)〕

別記様式2－6

鳥インフルエンザ（H5N1）発生届

都道府県知事（保健所設置市長・特別区長） 殿

感染症の予防及び感染症の患者に対する医療に関する法律第12条第1項（同条第6項において準用する場合を含む。）の規定により、以下のとおり届け出る。

報告年月日　　　年　月　日

医師の氏名　　　　　　　　　　　　印
（署名又は記名押印のこと）

従事する病院・診療所の名称
上記病院・診療所の所在地（※）
電話番号（※）　（　　）　－
（※病院・診療所に従事していない医師にあっては、その住所・電話番号を記載）

1 診断（検案）した者（死体）の類型				
・患者（確定例）　・無症状病原体保有者　・疑似症患者　・感染症死亡者の死体　・感染症死亡疑い者の死体				
2 当該者氏名	3 性別	4 生年月日	5 診断時の年齢（0歳は月齢）	6 当該者職業
	男・女	年　月　日	歳（　か月）	
7 当該者住所　電話（　）－				
8 当該者所在地　電話（　）－				
9 保護者氏名	10 保護者住所（9、10は患者が未成年の場合のみ記入）電話（　）－			

11 症状 ・発熱　・咳　・咳以外の急性呼吸器症状　・下痢 ・重篤な肺炎　・多臓器不全 ・その他（　　） ・なし	18 感染原因　・感染経路　・感染地域 ①感染原因・感染経路（確定・推定） 1 飛沫・飛沫核感染（感染源の種類・状況：　） 2 接触感染（接触した人・物の種類・状況：　） 3 鳥（鶏、あひる、七面鳥、うずら等）からの感染（鳥の種類・状況：　） 4 その他（　） ②感染地域（確定・推定） 1 日本国内（　都道府県　市区町村） 2 国外（　国 詳細地域　）
12 診断方法 ・分離・同定による病原体の検出 検体（　） HN亜型：H5N1 ・検体から直接のPCR法による病原体遺伝子の検出 検体（　） H亜型：H5　N亜型：（　）	
13 初診年月日　年　月　日 14 診断（検案（※））年月日　年　月　日 15 感染したと推定される年月日　年　月　日 16 発病年月日（＊）　年　月　日 17 死亡年月日（※）　年　月　日	19 その他感染症のまん延の防止及び当該者の医療のために医師が必要と認める事項

この届出は診断後直ちに行ってください

（1, 3, 11, 12, 18欄は該当する番号等を○で囲み、4, 5, 13から17欄は年齢、年月日を記入すること。
（※）欄は、死亡者を検案した場合のみ記入すること。（＊）欄は、患者（確定例）を診断した場合のみ記入すること。
11, 12欄は、該当するものすべてを記載すること。）

※発生届は厚生労働省をはじめ各市区町村ホームページからダウンロードできます

発生届に記入し、最寄りの保健所に届けましょう

法別番号28 一類・二類感染症／
法別番号29 新感染症に関する助成

申請についてよくある質問

法別番号28

Q 通院する際の医療費はどうなりますか？

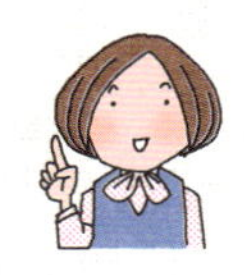

通院医療については**一般の医療と同じ扱い**になります。公費負担はありません。

Q 三類から五類に該当する患者さんが来院したのですが、普通に診療を受けてもらってよいのでしょうか？

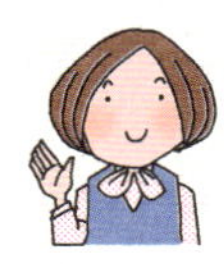

一般の保険医療機関で診療可能です。公費負担はありませんので、一部負担金が発生します。なお、診断が確定されたときはすみやかに保健所へ届出をしなければなりません。

point

医師の届出義務（届出先：保健所）

感染症法では、第12条により医師の届出が義務づけられています（図2）。

① **診断後、ただちに届出が必要な感染症**：一～四類の疑似症患者または無症状病原体保有者と五類のうちの風しん・麻しん患者および侵襲（しんしゅう）性髄膜炎菌感染症患者、新型インフルエンザ等感染症

② **診断後翌週月曜日もしくは翌月の初日までに届出が必要な感染症**：五類の24疾病

③ **診断後7日以内の届出が必要な感染症**：五類の21疾病

法別番号29

Q 新感染症とは主にどんな病名ですか？

現在、**対象となる感染症は定められていません**。

Q 特定感染症指定医療機関とはどういった医療機関ですか？

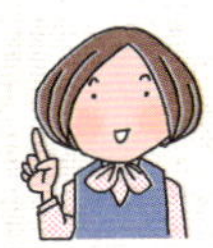

特定感染症指定医療機関とは、新感染症の所見がある患者さん、一類感染症、二類感染症、新型インフルエンザ等感染症の患者さんの入院を担当する医療機関として厚生労働大臣が指定した病院です。**全国で4カ所しか設置されていません**（東京都、千葉県、愛知県、大阪府）。

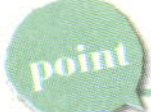

医師・看護師への注意喚起

海外旅行後に調子が悪くなって受診する人も少なくありません。発展途上国での食べ物や飲み物からの感染や蚊に刺されることや動物に噛まれての感染など、日本の生活では考えられない些細なことから起こることもあります。もし問診の中で確認した場合は、医師や看護師に一言添えることも必要です。

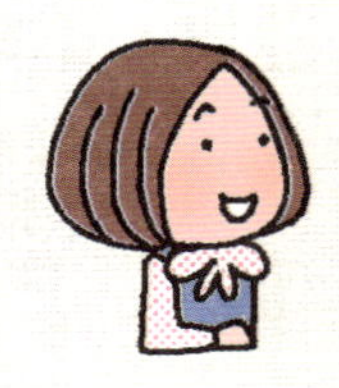

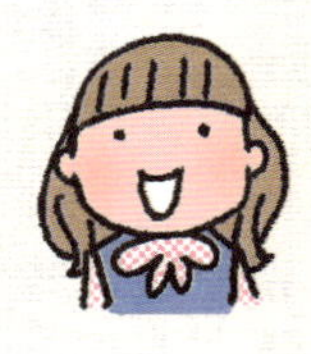

column

三類～五類感染症に関する心得

感染症において、現場で遭遇する機会が最も多いのは三類～五類感染症（**表**）です。公費の点でいえば、主だった感染症は記憶しておき、即断できると医療事務員の対応としてスマートに映るでしょう。また、三類～五類感染症が公費の対象外であることと併せて、以下の２点についても忘れないよう気をつけましょう。

第三類～第五類感染症に関して忘れがちなこと

① 治療費は保険診療となり、自己負担分を徴収しなくてはいけないこと

② どの保険医療機関でも受診可能だが、確定診断を下したあと最寄りの保健所に届出をしなくてはいけないこと

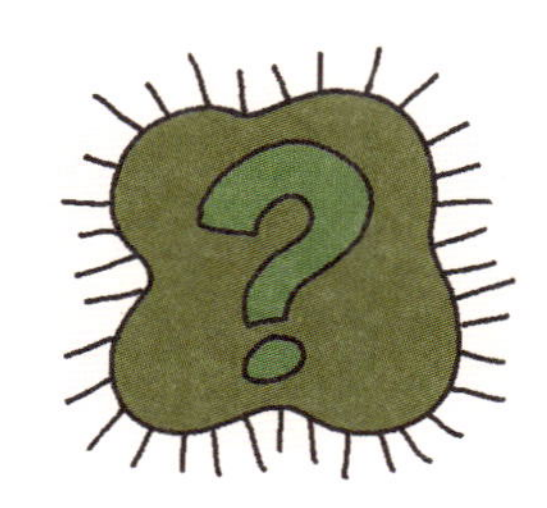

表　三類～五類感染症

三類感染症	コレラ、細菌性赤痢、腸管出血性大腸菌感染症、腸チフス、パラチフス
四類感染症	E 型肝炎、ウエストナイル熱（ウエストナイル脳炎を含む）、A 型肝炎、エキノコックス症、黄熱、オウム病、オムスク出血熱、回帰熱、キャサヌル森林病、Q 熱、狂犬病、コクシジオイデス症、サル痘、ジカウイルス感染症、重症熱性血小板減少症候群（病原体がフレボウイルス属 SFTS ウイルスであるものに限る）、腎症候性出血熱、西部ウマ脳炎、ダニ媒介脳炎、炭疽、チクングニア熱、つつが虫病、デング熱、東部ウマ脳炎、鳥インフルエンザ（H5N1 および H7N9 を除く）、ニパウイルス感染症、日本紅斑熱、日本脳炎、ハンタウイルス肺症候群、B ウイルス病、鼻疽、ブルセラ症、ベネズエラウマ脳炎、ヘンドラウイルス感染症、発しんチフス、ボツリヌス症、マラリア、野兎病、ライム病、リッサウイルス感染症、リフトバレー熱、類鼻疽、レジオネラ症、レプトスピラ症、ロッキー山紅斑熱
五類感染症*	アメーバ赤痢、ウイルス性肝炎（E 型肝炎および A 型肝炎を除く）、カルバペネム耐性腸内細菌科細菌感染症、急性弛緩性麻痺（急性灰白髄炎を除く）、急性脳炎（ウエストナイル脳炎、西部ウマ脳炎、ダニ媒介脳炎、東部ウマ脳炎、日本脳炎、ベネズエラウマ脳炎およびリフトバレー熱を除く）、クリプトスポリジウム症、クロイツフェルト・ヤコブ病、劇症型溶血性レンサ球菌感染症、後天性免疫不全症候群、ジアルジア症、侵襲性インフルエンザ菌感染症、侵襲性髄膜炎菌感染症、侵襲性肺炎球菌感染症、水痘（入院例に限る）、先天性風しん症候群、梅毒、播種性クリプトコックス症、破傷風、バンコマイシン耐性黄色ブドウ球菌感染症、バンコマイシン耐性腸球菌感染症、百日咳、風しん、麻しん、薬剤耐性アシネトバクター感染症

＊表に挙げているのは全数届出が必要な疾病のみ

法別番号
30

心神喪失

しんしんそうしつ

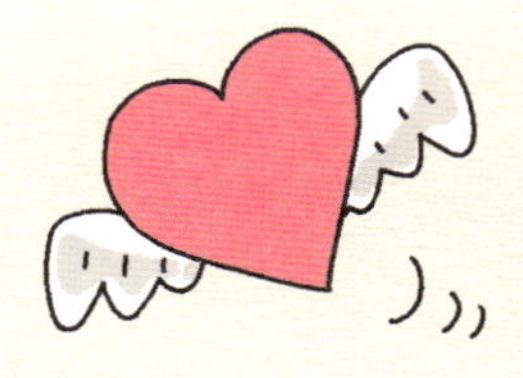

法律名 心神喪失等の状態で重大な他害行為を行った者の医療及び観察等に関する法律　実施主体 国

窓口で行うこと

特になし

わーい

制度の解説

心神喪失などの状態で犯罪行為を行った者が、**刑事責任能力がないとして不起訴・無罪になった際、その適切な処遇を決める**ための手続きなどを定めた制度です。

病状の改善、同様の行為の再発防止を図るため、裁判官と精神科医との合議によって入院・退院などの処遇を決定し、その際に必要となる入・通院費を国が支出します。

対象者

①現住建造物等放火、非現住建造物等放火、建造物等以外放火と各未遂罪
②強制わいせつ、強姦、準強制わいせつおよび準強姦と各未遂罪
③殺人、殺人関与および同意殺人と各未遂罪
④傷害（傷害致死を含む）
⑤強盗、事後強盗と各未遂罪（強盗致死傷を含む）

①～⑤のいずれかを行い、A～Cのいずれかに該当する人が対象者となります

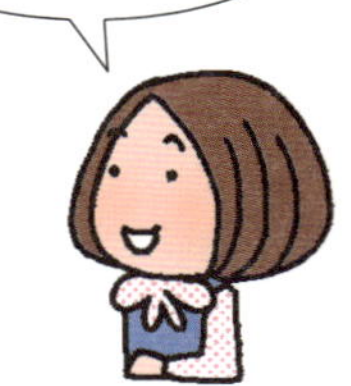

A．検察官が心神喪失者または心神耗弱（こうじゃく）者と認めて不起訴処分にした者
B．検察官に起訴され、刑事裁判で心神喪失者と認められて無罪の確定判決を受けた者
C．検察官に起訴され、刑事裁判で心神喪失者と認められて刑を減軽する確定判決を受け、懲役刑または禁固刑を執行されない者

担当医療機関

厚生労働大臣が指定した指定入院医療機関または指定通院医療機関

負担割合

全額公費負担で公費が優先されます。

公費　100%

請求方法

医療観察診療報酬明細書に記載し、公費単独で支払基金に請求しますが、公費医療負担の対象とならない医療を併せて行った場合は別の診療報酬明細書で請求します。

医療観察法診療報酬点数表に則って算定します。点数表に定められていない診療行為については健康保険の診療報酬に準じて算定します

column

もしも被害者の方が来院したら……

法別番号30は指定医療機関が決まっているため、指定外の病院・クリニックへの来院の可能性は低いですが、被害者はどの医療機関でも受診できるため、まったくないとはいえません。「重傷病給付金支給裁定申請書」として下記2点の書類の作成を依頼された場合、協力しなければならないことを頭に入れておきましょう。

医療事務に「絶対」はないっ!
考え方が身に着いてきたわね
ぐっ

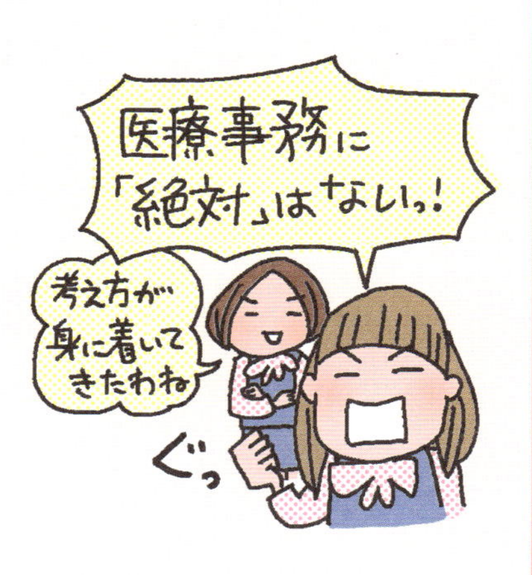

要望に応じて作成すべき書類

① 重傷病を負ったことなどを証明できる診断書
② 医療費の自己負担額を証明できる書類

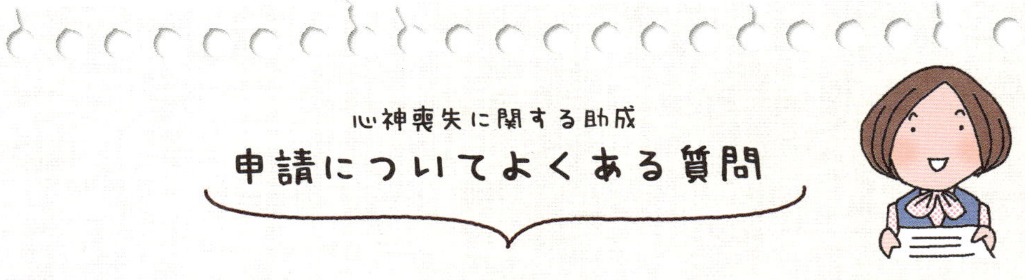

心神喪失に関する助成

申請についてよくある質問

Q 対象者の自己負担はありますか？

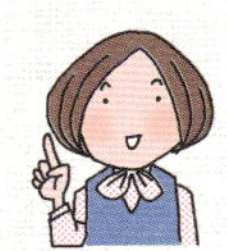

基本的に自己負担はありませんが、通院の命令を受けた人が、精神保健福祉法に則った入院をした場合は、その個人がもっている健康保険を使って入院する扱いとなります。

Q どれぐらいの期間、入院することになりますか？

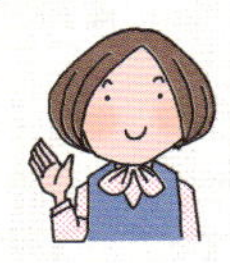

指定医療機関は、入院決定後6カ月ごとに裁判所に入院継続の確認の申し立てをします。これを**裁判所が認める限り、入院処遇は際限なく延長更新**されます。一方、通院処遇については、標準3年をモデルに、最長5年を超えることはないと規定されています。

Q 精神科専門病院に通院中で心神喪失状態の患者さんに暴行され，20日間入院しました。加害者に医療費負担を求めましたが支払われないままです。何か対策はないでしょうか？

「犯罪被害者給付制度」の利用が考えられます。罰則規定のない「心神喪失者の行為」によって被害を被った場合、重傷病給付金が支給されます。入院期間が20日にも及んでいますので、同法が規定する「加療1月以上かつ入院3日以上」に該当し、負傷後3カ月間、保険診療による医療費に占める自己負担分が支給されます。

肝炎治療特別促進事業

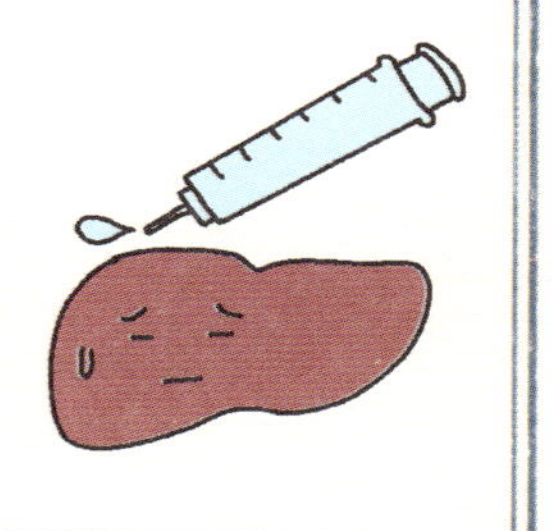

実施主体 都道府県

窓口で行うこと

① 「被保険者証」または「肝炎治療受給者証」と「自己負担上限額管理票」を確認する
② 自己負担の限度額に到達するまで徴収する（「受給者証」に限度額の記載がある場合。院外処方の場合は薬局と合算）
③ 「自己負担上限額管理票」に自己負担額などを記載する

制度の解説

日本において最大級の感染症であるB型・C型ウイルス性肝炎は、進行すると肝硬変や肝がんなどのより重篤（じゅうとく）な疾病につながることがあります。ただ、治療がうまくいけば、こうした重篤な疾病を予防することが可能です。そこで、早期治療を推進する観点から、高額になりがちなインターフェロン治療に対する医療費の助成を行っています。

2010年4月から自己負担が月額1万円または2万円に軽減され、医学的に再度のインターフェロン治療が有効と認められた場合の2度目の助成が認められるようになりました。

対象者

B型・C型ウイルス性肝炎の患者さん（医師の診断書により都道府県知事が認定した人）で、対象となる医療を必要としており医療保険に加入している人

※生活保護単独の人はこの制度は受けられません（ただし生活保護と社会保険併用の人は受けられます）

他の法令による公費負担医療給付が行われている人は除きます

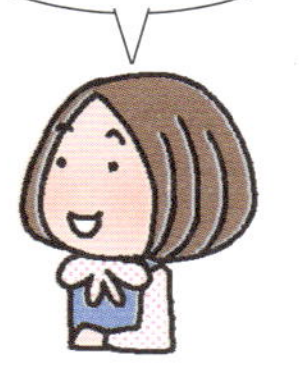

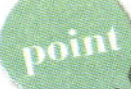

法別番号 38 の主な助成対象の追加・拡大

- 2010 年 4 月／B 型ウイルス肝炎に対する核酸アナログ製剤治療
- 2011 年 9 月／B 型慢性肝炎に対するペグインターフェロン製剤を用いた治療
- 2011 年 12 月／C 型慢性肝炎に対するペグインターフェロン、リバビリンおよびテラプレビルの 3 剤併用療法
- 2013 年 11 月／C 型慢性肝炎に対するペグインターフェロン、リバビリン、シメプレビルによる 3 剤併用療法
- 2015 年 9 月／インターフェロンフリー療法の初回治療
- 2015 年 12 月／インターフェロンフリー療法の再治療

担当医療機関

- **申請時に添付する診断書の発行**……都道府県知事が指定した「指定医療機関」（肝臓専門医療機関）
- **治療**……都道府県知事と契約した「受託医療機関」

負担割合

公費負担対象で医療保険が優先されます。また所得に応じた一部自己負担があります。

対象となる医療費について、保険診療の患者負担分のうち、月額自己負担額限度額を除いた額が助成されます。

医療保険　70%	公費	自己負担（1 万円 or 2 万円）

自己負担限度額 （表）

表 自己負担の上限月額

区分	上限月額
世帯の住民税（所得割）課税年額 23 万 5,000 円未満	1 万円
世帯の住民税（所得割）課税年額 23 万 5,000 円以上	2 万円

自己負担上限額管理票の書き方 （図）

図 法別番号38の「自己負担上限額管理票」の記入例（自己負担3割の場合）

○ 年 12 月分　肝炎治療自己負担限度額月額管理票
インターフェロン治療・インターフェロンフリー治療・核酸アナログ製剤治療

月額自己負担上限額　10,000 円

受診者		受給者番号	

> 上限額は 1 万円か 2 万円のどちらかです

下記のとおり月額自己負担上限額に達しました。

日　付	医療機関等の名称	確認印
12 月 25 日	○○クリニック	（○○クリニック印）

日付	指定医療機関等の名称	自己負担額	月間自己負担累積額	自己負担額徴収印
12 月 10 日	○○クリニック	¥4,300	¥4,300	（○○クリニック印）
12 月 10 日	○○薬局	¥5,200	¥9,500	（薬局印）
12 月 25 日	○○クリニック	¥500	¥10,000	（○○クリニック印）
月　日				
月　日				
月　日				
月　日				
月　日				
月　日				
月　日				
月　日				

> 「被保険者証」の自己負担額を記載します

> この日の診療代は 9,500 円だったが、患者さんの負担金は残り 500 円なので、当該欄への記入は 500 円となります

> この枠内は、下の表の「月間自己負担累積額」欄が、「月額自己負担上限額」に達したときの医療機関が記入します

> 上限額に達したあとの記載は不要です

【医療機関等の方へ】
本票に記載された月額自己負担限度額は、インターフェロン治療、インターフェロンフリー治療と核酸アナログ製剤治療を併用する方の場合であっても、両治療に係る自己負担の合算額に対する 1 人当たりの限度額となりますので、ご注意ください。

給付内容

下記の治療を行うために必要な初診料、再診料、検査料、入院料などが助成対象です。

①B 型・C 型ウイルス性肝炎の根治を目的として行うインターフェロン治療
②B 型肝炎の核酸アナログ製剤治療
③C 型ウイルス性肝炎のインターフェロンおよびリバビリン併用治療
④ペグインターフェロン・リバビリンおよびテラプレビルまたはシメプレビルによる 3 剤併用療養
⑤インターフェロンフリー治療（レジパスビル／ソホスブビル配合錠による治療）

point

助成延長の手続き

原則、有効期限は受理した月の初日から 1 年以内ですが、治療状況によっては延長申請ができる場合があります。延長申請を希望する場合、患者さん本人に保健所に相談してもらう必要があります。

請求方法

公費併用扱いで下記に請求します。

＜請求先＞

- 社会保険併用分➡支払基金
- 国民健康保険・後期高齢者医療併用分➡国保連合会

column

まずは身内の確認を！

肝炎の患者さんが内科を受診している場合に必要なのが自院が公費対象の医療機関であるかの確認です。指定医になるための要件もあるため、まずは要件を確認し、担当医が指定医であるのか、または今は指定医でなくても指定医になって取り扱いができるのか、はたまた指定医になれないのかを事務員として確認しておく必要があります（特に内科では）。窓口で受給者証を提示されたときに慌てることなく対応できるよう、あらかじめ確認しておきましょう。

はじめまして
肝炎公費の指定医？ちがう？どっち？
え？

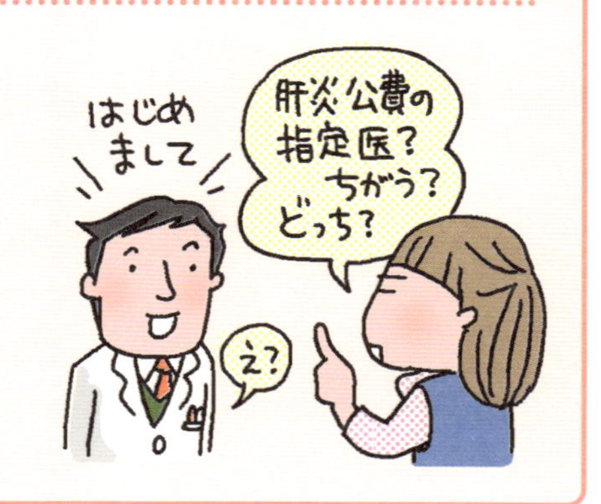

申請の流れ

1

患者さん本人が肝炎治療受給者証交付申請書（図1）をはじめとした必要書類を居住地の保健所などに提出して申請します。受理された申請書類をもとに、肝疾患認定審査会にて認定基準に合致するかどうかの審査が行われます。

【提出書類】
①肝炎治療受給者証交付申請書
②指定医療機関（肝臓専門医療機関）作成の診断書
③健康保険証等の写し
④住民票の写し（3カ月以内のもの）
⑤住民税額証明書（世帯全員のもの）

2

承認されると「肝炎治療受給者証」（図2）と「肝炎治療自己負担限度額月額管理票」（図3）が交付されます。認定基準に合致しないと判断された場合は、書面で通知されます。

3

「肝炎治療受給者証」と「肝炎治療自己負担限度額月額管理票」、健康保険証を一緒に医療機関の窓口に提示することで、医療費の助成を受けることができます。

患者さん
①申請
保健所
③受診
③治療
②認定
①申請
指定医療機関
○○病院
肝疾患認定審査会

図1 肝炎治療受給者証交付申請書

（別紙様式例 1-1）

肝炎治療受給者証（新規・更新）交付申請書
（インターフェロン治療・核酸アナログ製剤治療）

申請者	ふりがな 氏　名			性　別	男　女
	生年月日	明昭 大平　年　月　日		職　業	
	住　所	（電話　　）			
	加入医療保険	被保険者氏名		申請者との続柄	
		保険種別	協・組・共・国・後	被保険者証の記号・番号	
		被保険者証発行機関名			
		所在地			
病　名					
本助成制度利用歴		1. あり　2. なし 受給者証番号（　） 有効期間（平成　年　月　日～平成　年　月　日）			
保険医療機関又は保険薬局	名　称				
	所在地				
	名　称				
	所在地				

（インターフェロン治療・核酸アナログ製剤治療）の効果・副作用等について説明を受け，治療を受けることに同意しましたので，肝炎治療受給者証（インターフェロン治療・核酸アナログ製剤治療）の（新規・更新）交付を申請します。

申請者氏名　　　印

年　月　日

知事　殿

（注）助成を受けることができるのは，裏面の認定基準を満たした場合に限られますので，申請に当たっては主治医等とよく御相談ください。

図3 肝炎治療自己負担限度額月額管理票

（別紙様式例 4）

年　月分　肝炎治療自己負担限度額月額管理票
（インターフェロン治療・核酸アナログ製剤治療）

月額自己負担限度額　　円

下記のとおり月額自己負担限度額に達しました。

日　付	医療機関等の名称	確認印
月　日		

日　付	医療機関等の名称	自己負担額	月間自己負担額累積額	自己負担額徴収印
月　日				
月　日				
月　日				
月　日				
月　日				
月　日				
月　日				
月　日				
月　日				
月　日				
月　日				
月　日				
月　日				
月　日				

【医療機関等の方へ】
本票に記載された月額自己負担限度額は，インターフェロン治療と核酸アナログ製剤治療を併用する方の場合であっても，両治療に係る自己負担の合算額に対する1人当たりの限度額となりますので，ご注意ください。

図2 肝炎治療受給者証

（別紙様式例 3-1）

（表　面）

肝　肝炎治療受給者証
（3剤併用療法を除くインターフェロン治療・核酸アナログ製剤治療）

公費負担者番号		3	8						
公費負担医療の受給者番号									
受給者	住　所								
	氏　名								
	生年月日	明昭 大平　年　月　日生						男・女	
疾病名									
保険医療機関又は保険薬局	所在地								
	名　称								
	所在地								
	名　称								
有効期間	インターフェロン治療	自　年　月　日 至　年　月　日							
	核酸アナログ製剤治療	自　年　月　日 至　年　月　日							
月額自己負担限度額		円							
都道府県知事名及び印									
交付年月日		年　月　日							

（裏　面）

肝炎治療特別促進事業
（目的）
国内最大の感染症であるB型ウイルス性肝炎及びC型ウイルス性肝炎は，インターフェロン治療及び核酸アナログ製剤治療によって，その後の肝硬変，肝がんといった重篤な病態を防ぐことが可能な疾患である。しかしながら，このインターフェロン治療については月額の医療費が高額となること，また，核酸アナログ製剤治療については長期間に及ぶ治療によって累積の医療費が高額となることから，早期治療の促進のため，このインターフェロン治療及び核酸アナログ製剤治療に係る医療費を助成し，患者の医療機関へのアクセスを改善することにより，将来の肝硬変，肝がんの予防及び肝炎ウイルスの感染防止，ひいては国民の健康の保持，増進を図ることを目的とする。

注意事項
1　この証を交付された方は，B型ウイルス性肝炎及びC型ウイルス性肝炎を根治するために保険診療によりインターフェロン治療を受けた場合，あるいは，B型ウイルス性肝炎を治療するために保険診療により核酸アナログ製剤治療を受けた場合，この証の表面に記載された金額を限度とする患者一部負担額を保険医療機関又は保険薬局に対して支払うこととなります。
2　本事業の対象となる医療は，医療受給者証に記載された疾病に対するインターフェロン治療あるいは核酸アナログ製剤治療に限られています。
3　保険医療機関又は保険薬局において診療を受ける場合，被保険者証，組合員証に添えて，この証を必ず窓口に提出してください。
4　氏名，居住地，加入している医療保険，保険医療機関又は保険薬局に変更があったときは，〇〇日以内に，〇〇〇知事にその旨を届け出てください。
また，都道府県外へ転出する場合において，転出後も本証の交付を受けたい場合は，転出日の属する月の翌月の末日までに本証の写しを転出先の都道府県知事に提出してください。
5　治癒，死亡等で受給者の資格がなくなったときは，この証を速やかに〇〇〇知事に返還してください。
6　この証を破損したり，汚したり又は紛失した場合は，〇〇〇知事にその旨を届け出てください。
7　その他の問い合わせは，下記に連絡してください。
連絡先
〇〇〇都道府県〇〇部〇〇課〇〇係　（TEL　000-000-0000）
又は〇〇〇保健所　（TEL　000-000-0000）

受給者証の発行には
申請から2カ月ほど
かかります

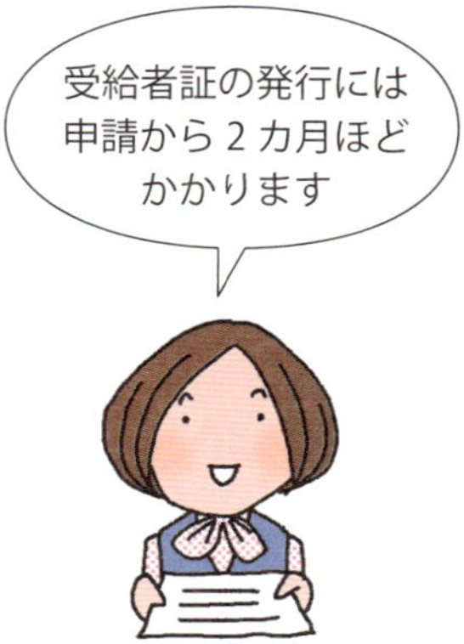

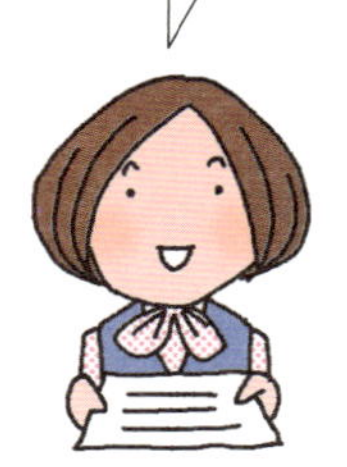

肝炎治療特別促進事業に関する助成

申請についてよくある質問

Q 肝がんがある場合は助成の対象になりますか？

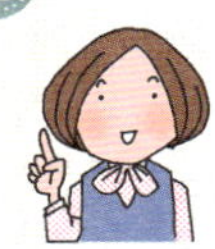

対象外になります。

Q 助成を受けていれば、窓口での自己負担はありませんか？

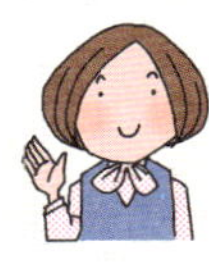

医療費がすべて助成されるのではなく、患者さん本人の自己負担額があります。**毎月の自己負担限度額（1万円または2万円）を超えない分の医療費は、患者さんにお支払いいただく**形になります。

Q 肝炎の治療費の助成は、どこの薬局でも対象になりますか？

指定の薬局でなければ対象になりません。「肝炎治療受給者証」に医療機関とセットで記載されている薬局を利用してください。

Q インターフェロンによる副作用に対する治療は、どこまでが助成の対象になりますか？

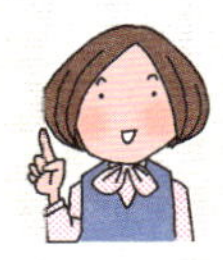

インターフェロンによる軽微な副作用が発生した際、治療の中断を防止するために併用せざるを得ない副作用の治療は助成の対象となります。一方、インターフェロン治療を中断して行う副作用に対する治療は対象外です。

意外と知らない

フォローアップCheck!

☑ **入院時の入院時食事療養標準負担額および入院時生活療養標準負担額は助成の対象になるの？**

――入院時の食費や生活費は助成の**対象になりません**。

☑ **申請時に必要な診断書料は請求できる？**

――患者さん本人から**徴収できます**。

☑ **窓口に提出された「受給者証」に別の医療機関名が記載されていた場合、診療を受け付けてもよいの？**

――基本的には、「受給者証」に書いてある医療機関のみの適応となるので、**受診医療機関の変更を希望されている場合は、先に保健所で変更していただく必要があります**。医療機関変更のほかに、①住所の変更、②医療保険の変更、③所得状況の変更時も変更手続きが必要です。

特定疾患治療研究事業

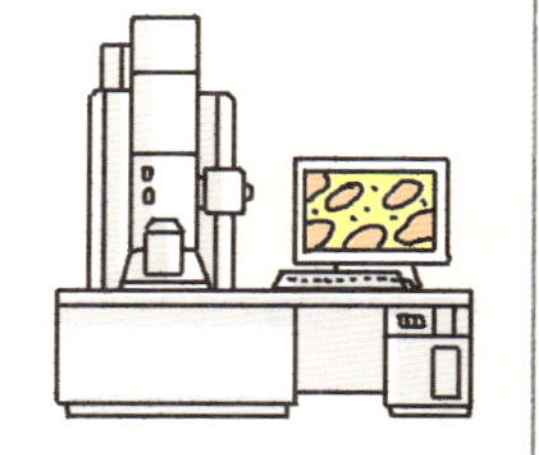

法律名 難病の患者に対する医療等に関する法律
実施主体 都道府県

公費負担医療制度
法別 25
法別 28・29
法別 30
法別 38
法別 51
法別 52

窓口で行うこと

「医療保険証」または「介護保険証」*と「特定疾患医療受給者証」を確認する

*「介護保険証」の確認は在宅医療を行っている医療機関に限ります

制度の解説

現在の医療においては原因が特定されず、治療方法も確立されていない難病の医療の確立・普及を図り、その医療費の負担軽減を目的とした制度です。

法別番号 51 には、先天性血液凝固因子障害等治療研究事業と水俣病の国庫補助もありますが、ここでは特定疾患治療研究事業のみを説明します

※ここで紹介する助成（国によるもの）のほかに、県が単独で助成している公費もあります。対象疾患は県ごとに異なります（助成がない県もあります）。自院を管轄する県の対象疾患を確認しておきましょう

New

多くの対象疾患が法別番号54に変更

- 2015 年 1 月から「難病の患者に対する医療等に関する法律」（難病法）が施行されたことにより、法別番号 51 で取り扱われていた多くの疾患が法別番号 54〔特定医療（指定難病）〕での扱いに変更されました。

対象者

①スモン患者
②難治性の肝炎のうちの劇症肝炎患者
③重症急性膵炎患者
④プリオン病患者（ヒト由来乾燥硬膜移植によるクロイツフェルト・ヤコブ病に限る）
⑤重症多形滲出（しんしゅつ）性紅斑患者

※②、③は、2014年12月までの認定患者が継続的に認定基準を満たす場合、⑤は、2014年7～12月の認定患者に限られます

給付内容

認定された疾病およびそれに付随して生じる疾病に対する医療費のみに限られます。

でもスモンだけは
範囲の取り決めなく
治療費すべてが
公費の対象なの

特別扱い
ですね

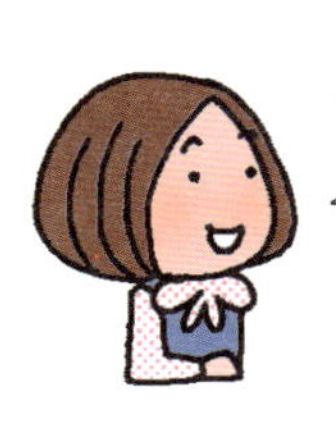

担当医療機関

都道府県知事と契約した受託医療機関（都道府県によって医師会との間で直接一括契約している場合もあります）

負担割合

自己負担分は全額公費負担対象で、医療保険が優先されます（介護保険も公費対象）。認定疾病およびそこから起因して発症した疾病に関する一部負担金が公費の対象となります。

医療保険　70%	公費　30%

※自己負担はありません

請求方法

医療保険との公費併用扱いとして、下記に請求します。

＜請求先＞

- 社会保険併用分➡支払基金
- 国民健康保険・後期高齢者医療併用分➡国保連合会

- **介護保険の請求もある場合**

介護保険は「介護給付費明細書」と「介護給付費請求書」によって国保連合会に請求します。

申請の流れ

※新規申請はスモン、プリオン病に限る

1

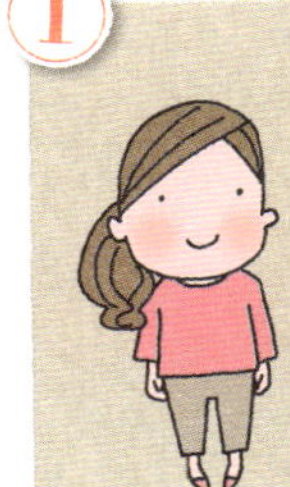

患者さんが居住地の保健所に「特定疾患対象患者認定申請書」などの必要書類を提出し、申請します。
申請内容に基づいて、都道府県知事が特定疾患対策協議会に意見を求め、対象疾患ごとの認定基準を満たしているかを決定します。

【申請に必要な書類】
- 特定疾患医療受給者証交付申請書兼同意書
- 臨床調査個人票（診断書）
- 世帯全員の住民票
- 健康保険証の写しまたは原本
- 同意書

→

2

対象患者に認定された場合には、「特定疾患医療受給者証」（図1）が交付されます。また、認められなかった場合には、「不承認通知書」が届きます。

↓

3

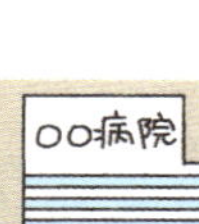

交付された「特定疾患医療受給者証」と「自己負担上限額管理票」、そして「健康保険証」を医療機関の窓口で提示し、医療費の給付を受けます。

図1 特定疾患医療受給者証

特定疾患医療受給者証			一部自己負担 有	
公費負担者番号	５１		受給者番号	
受給者 住所				
受給者 氏名				
受給者 生年月日			性別	
疾患名				
保険者名				
被保険証の記号・番号			適用区分	B
有効期間	開始			
	終了			
備考				
月額自己負担限度額	外来	円	入院	円
知事名及び印				
交付年月日				

請求時のレセプトの特記事項として、必ずこの適用区分を記入してください。未記入の場合は返戻の対象になります

column

スモンは薬害

スモンは昭和30年代から40年代にかけて発生した薬害による病気です。今となってはかなり前のことになってしまったため、スモンが何であるかを知らない医療関係者が多くなってきています。

スモンは、整腸剤キノホルムの副作用から生じました。つまりウイルスや細菌などによる一般的な病気ではなく「薬害」なのです。そのため、スモン患者の医療費は特定疾患治療研究事業の対象として国が全額公費負担するのです。

「難病」という言葉が使われるきっかけになった病気なの
へえー

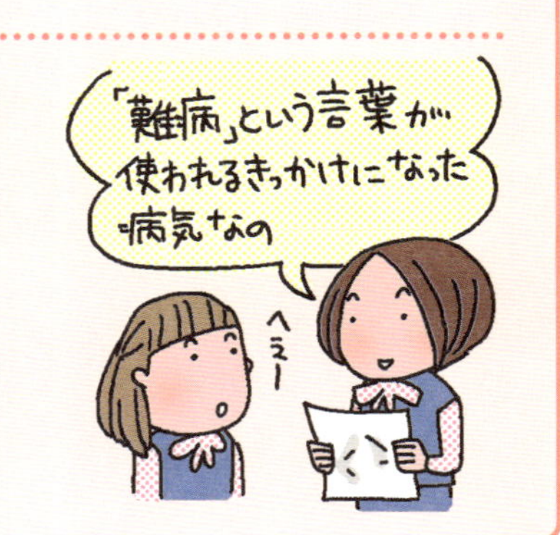

特定疾患治療研究事業に関する助成

申請についてよくある質問

Q 認定審査中に医療費を立て替えた場合は、どうすればいいですか？

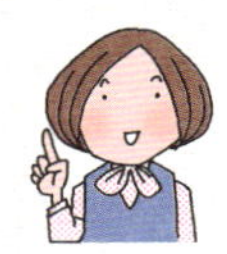

「特定疾患医療受給者証」の有効期限の開始日は、申請に必要な書類を保健所が受け付けた日になり、その**期間内の医療費については、立て替えた分の医療費を還付請求することが可能**です。

Q 住所や医療機関などに変更があった場合には、どうすればいいですか？

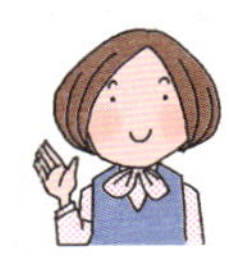

名前や住所、受診する医療機関などに変更があった場合は、**保健所に変更届などの必要書類を提出する必要があります**。

Q 「特定疾患医療受給者証」を更新することはできますか？

「特定疾患医療受給者証」には、有効期間が記載されています。期間満了後も引き続いて給付の認定を受けるためには、**交付を受けた保健所で改めて申請手続きを行う**ことになります。

Q 申請手続きに必要な「臨床調査個人票」（診断書）は無償で交付してもらえるのでしょうか？

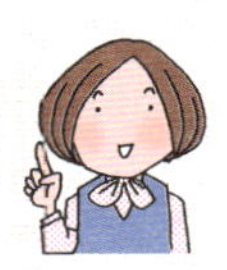

無償ではありません。**診断書料がかかります**。

小児慢性特定疾病に関する助成

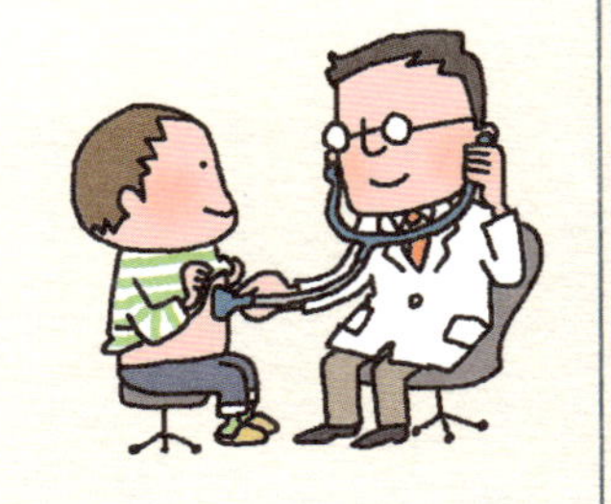

制度名 児童福祉法　実施主体 都道府県

窓口で行うこと

①「小児慢性特定疾病医療受給者証」と「自己負担上限額管理票」と「被保険者証」を確認する
②「小児慢性特定疾病医療受給者証」の負担者番号、受給者番号、認定疾病、有効期間、階層区分、指定医療機関などを確認する
③自己負担の限度額に到達するまで徴収する＊（院外処方の場合は薬局と合算）
④「自己負担上限額管理票」に自己負担額などを記載する

＊自治体独自の医療費助成により窓口徴収がない場合もあります

制度の解説

小児慢性特定疾病にかかっている児童等について、患児家庭の医療費の負担軽減を図るため、その医療費の自己負担分の一部を助成する制度です。

New
自己負担額（割合）の見直し

- 従来の3割から2割に引き下げられ、上限額を定めた分類が整理されました。

New
対象疾患の拡大

- 対象疾患が、2018年4月1日に756疾病（16疾患群）に拡大されました。
- 2019年1月10日、厚生労働省の専門委員会が下記6疾病の追加を了承し、早ければ2019年の夏頃から助成が受けられることとなりました。

※6疾病：非特異性多発性小腸潰瘍症、MECP2重複症候群、武内・小崎症候群、脳動静脈奇形、海綿状血管腫（脳脊髄）、巨脳症－毛細血管奇形症候群

対象者

18歳未満の児童（18歳になったあとも引き続き治療が必要と認められる場合には、20歳未満の者を含む）

対象疾患

※色文字の疾患群が2018年4月より新規追加されました

①悪性新生物、②慢性腎疾患、③慢性呼吸器疾患、④慢性心疾患、⑤内分泌疾患、⑥膠原病、⑦糖尿病、⑧先天性代謝異常、⑨血液疾患、⑩免疫疾患、⑪神経・筋疾患、⑫慢性消化器疾患、⑬染色体または遺伝子に変化を伴う症候群、⑭皮膚疾患群、⑮骨系統疾患、⑯脈管系疾患

現場でよく遭遇する対象疾患は
「急性リンパ性白血病」「気管支喘息」
「成長ホルモン分泌不全低身長症」
「1型糖尿病」などです

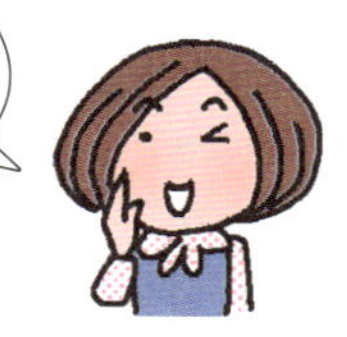

※気管支喘息は給付の基準に該当する状態である場合に限ります

担当医療機関

指定医療機関

負担割合

未就学児

医療保険　80％	自己負担分

未就学児以外

医療保険　70％	公費 10％	自己負担分

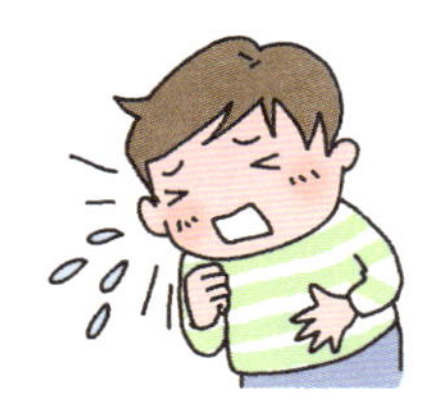

自己負担上限額

- 3割負担の人（未就学児以外）は2割負担となります。また、自己負担額には上限が設定されており、その月の自己負担上限額（0～15,000円）に達した場合、以後の支払いは無料になります（表1）。

表1 所得に応じた自己負担の上限月額

階層区分	年収の目安（夫婦2人子1人世帯）		自己負担上限額（患者負担割合：2割、外来＋入院）		
			一般	重症*	人工呼吸器等装着者
I	生活保護等		0		
II	住民税非課税	低所得I（～約80万円）	1,250円		500円
III		低所得II（～約200万円）	2,500円		
IV	一般所得I（～住民税7.1万円未満、～約430万円）		5,000円	2,500円	
V	一般所得II（～住民税25.1万円未満、～約850万円）		10,000円	5,000円	
VI	上位所得（～住民税25.1万円～、約850万円～）		15,000円	10,000円	
入院時の食費			1/2自己負担		

*重症：①高額な医療費が長期的に継続する者〔医療費総額が5万円/月（たとえば医療保険の2割負担の場合、医療費の自己負担が1万円/月）を超える月が年間6回以上ある場合〕、②現行の重症患者基準に適合するもの、のいずれかに該当

請求方法

公費併用扱いとして、下記に請求します。

＜請求先＞

- 社会保険併用分➡支払基金
- 国民健康保険併用分➡国保連合会

生活保護を受給している人の場合

対象医療のみの場合は全額を小児慢性特定疾病が負担するため、公費単独扱いで支払基金に請求します

自己負担上限額管理票の書き方 （図 1）

図 1 法別番号52の「自己負担上限額管理票」の記入例

○年 12 月分　自己負担上限額管理票

受診者		受給者番号	

月額自己負担上限額　2,500 円

下記のとおり月額自己負担上限額に達しました。

日　付	医療機関名	確認印
12 月 12 日	○○クリニック	○○クリニック

日付	医療機関名	医療費総額（10 割分）	自己負担額	月間自己負担額累積額	確認印	備考
12 月 1 日	○○クリニック	¥8,500	¥1,700	¥1,700	○○クリニック	障
12 月 8 日	○○薬局	¥3,000	¥600	¥2,300	薬局	障
12 月 12 日	○○クリニック	¥8,000	¥200	¥2,500	○○クリニック	障
12 月 15 日	○○クリニック	¥3,000				
月　日						
月　日						
月　日						
月　日						
月　日						
月　日						
月　日						
月　日						
月　日						

この枠内は、下の表の「月間自己負担額累積額」欄が「月額自己負担上限額」に達したときの医療機関が記入します

上限金額を書きます

難病（法別番号 52、54）だけ、この欄があります。「受給者証」に記載されている疾病に限ることに注意！

備考欄に 0 割になる他制度の適応をこのように書きます

上限額に達したあとも 10 割分は記入するのが望ましいです（記入することによって来年度の自己負担額が変更される可能性があるため）

8,000 円の 2 割で 1,600 円ですが、上限額（2,500 円）までの請求であるため、2,500 円 − 2,300 円 = 200 円を記載します（差額の 1,400 円は公費負担）

申請の流れ

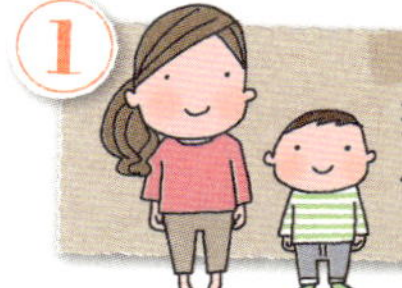

① 指定医を受診し、診断書の交付を受けます。

→

② 診断書と必要書類を合わせて、患児の保護者が居住地の都道府県等の窓口に医療費助成の申請を行います。

【主な必要書類】
- 小児慢性特定疾病医療費支給認定申請書
- 小児慢性特定疾病医療意見書
- 住民票
- 住民税課税・非課税証明書など所得割合を証明する書類
- 健康保険証の写し
- 医療意見書の研究利用についての同意書　など

③ 都道府県（または指定都市・中核市）で審査が行われます。認定されると、都道府県などから「小児慢性特定疾病医療受給者証」（図2）と「自己負担上限額管理票」が保護者に交付されます。

2018年10月から「医療意見書」は新規と継続で別々の様式に変更になりました

図2 小児慢性特定疾病医療受給者証

小児慢性特定疾病医療受給者証								
公費負担者番号	5	2						
受給者番号								

受診者	フリガナ 氏名			
	住所			
	生年月日			
	保険者			
	被保険者証の記号及び番号		適用区分	
保護者	保険者		続柄	
	住所			
疾病名				
負担	自己負担上限月額	月額　●●円	階層区分	
	重症患者認定		高額かつ長期	
	人工呼吸器等装着		世帯内按分特例	
有効期間				

上記のとおり認定します。

保健所長

年　月　日

受診指定医療機関 （病院・診療所　薬局　訪問看護事業者）	
名称	●●病院
所在地	
名称	▲▲訪問看護ステーション
所在地	
名称	●●クリニック
所在地	
名称	
所在地	
名称	
所在地	
名称	
所在地	
名称	
所在地	
名称	
所在地	

※上記以外の指定医療機関での受診を希望する場合は、手続きが必要です。

知事が指定した医療機関における受診に限って、医療費が支給されます。「指定医療機関」欄に記載がない場合は、医療費の支給は受けられません。

小児慢性特定疾病に関する助成

申請についてよくある質問

Q 子どもの病気が小児慢性疾患に該当するようです。公費を申請することはできますか？

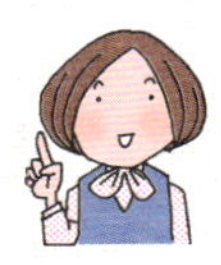

公費を受けるためには、**医師の判断が必要です**。ご自身の判断では申請はできませんから、まずは医療機関を受診して診断を受けてください。

Q 未成年でも書類の提出はできますか？　そのときには身分証などを持参する必要があるのでしょうか？

18歳未満の方でも申請することはできますが、書類の不備などがあるといけませんので、**できれば保護者の方と一緒に必要書類を作成し、提出時にも同伴してもらう**ほうがいいでしょう。

Q 公費申請が受理されれば、その後はずっと公費が受けられるのでしょうか？

認定後に交付される**「医療受給者証」の有効期限は、原則1年以内です**。1年ごとに更新の申請が必要となります。

Q 乳幼児医療費助成制度を利用しているので、申請する必要はないでしょうか？

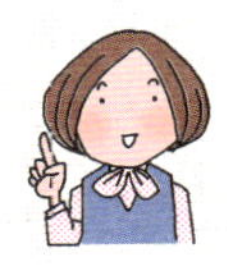

小児慢性特性疾病医療費助成制度であれば18歳未満までが対象ですし、入院中の食事に対する助成もあります。お住まいの市区町村などで異なりますが、**両方を活用したほうがよい場合もあります**。

Q 認定されたかどうかは、どうすればわかりますか？

認定された場合には、ご自宅に**「受給者証」と「自己負担上限額管理票」が送られてきます**。また、認定されなかった場合にも、その旨をお知らせする文書が届きます。

意外と知らない

フォローアップCheck!

☑ 自己負担上限額管理票は医療機関が管理するの？

――患者さんご自身で管理します。いくつもの病院にかかっている場合、どの病院に行くときも、必ず持参するようにお伝えします。

☑ 上限額に達した場合には、自己負担上限額管理票に記入しなくてもいいの？

――医療費総額については、「重症」〔※自己負担上限額の表（**図1**）を参照〕などの確認に使うためと、患者さんから申し出があった場合など、必要に応じて5万円まで管理票に記載します。

☑「指定医」と「指定医療機関」の違いは？

――「指定医」は、小児慢性の公費申請の際に必要になる「医療意見書」を作成する医師のこと。「指定医療機関」は、小児慢性の医療費助成制度の対象となる医療機関のことです。
なお、どちらも医療機関ごとに申請をしなければいけません。特に「指定医療機関」の申請を行わないと窓口で「受給者証」を提示されても公費で取り扱うことはできないため注意が必要です。

児童福祉施設措置医療

法律名 児童福祉法　**実施主体** 国・都道府県

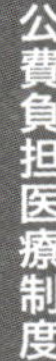

窓口で行うこと

「受診券」と「被保険者証」を確認する

※無保険の場合（「受診券」に「保険証無」の表記がある場合）は全額公費負担になるため、「被保険者証」の確認は不要です

制度の解説

児童福祉施設に入所する児童や、里親に委託されている児童、一時保護所で保護されている児童などが、疾病などによって医療を受けるときの医療費を公費で負担する制度です。医療保険などが適用される児童については、医療保険の適用が優先されます。

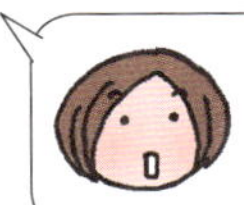

経済的理由により出産費用の負担が難しい妊産婦に対し出産費用を助成する「助産施設入所制度」も法別番号 53 に含まれますが、ここでは児童福祉施設措置医療について解説します

対象者

乳児院や児童養護施設、児童自立支援施設などに入所している児童、里親へ委託されている児童

担当医療機関

すべての保険医療機関（届出不要）

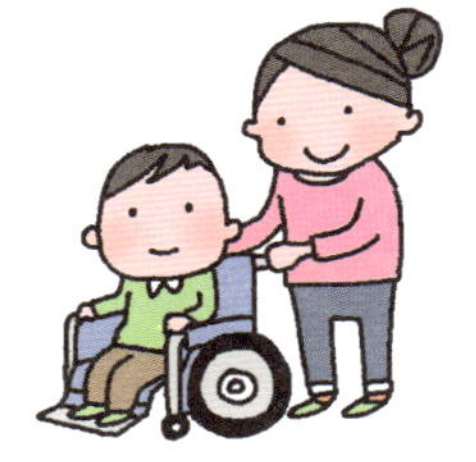

同行は家族ではなく施設の職員であることが多いです
やりとりもほとんど付き添いの職員との間で行われます

負担割合

自己負担分は全額公費負担対象で、医療保険が優先されます。

医療保険（社会保険または国民健康保険）に加入していない場合は公費単独となり、全額公費で賄われます。

- **医療保険に加入している場合**

医療保険　70％	公費　30％

- **医療保険に加入していない場合**

公費　100％

給付内容

入所期間中の医療および入院時にかかる食事費用すべて

請求方法

公費併用扱いとして、下記に請求します。

＜請求先＞

- 社会保険併用分➡支払基金
- 国民健康保険併用分➡国保連合会

- **医療保険に加入していない入所児童の場合**

公費単独扱いで支払基金に請求します。

申請の流れ

1 入所時に各施設から児童相談所に「受診券」（図）の申請が行われます。

2 児童相談所から「受診券」が交付されます。

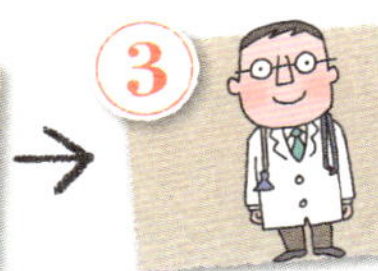

3 医療機関の窓口で「受診券」と健康保険証を提示して受診します。

図 受診券

（表面）

㊃ 受 診 券								年 月 日交付 号
公費負担者番号：	5	3						
受給児童番号：								

フリガナ：
児童名：
生年月日： 年 月 日生
保険者：
記号番号：
施設・里親名：
住 所：
東京都 児童相談所長
児童相談所 － －

（裏面）

《医療機関へのお願い》

この「受診券」を持参した患者は、児童福祉法により、東京都が児童福祉施設又は里親へ措置している児童です。保険適用の医療費の自己負担分については、東京都が負担します。窓口での費用徴収はしないようお願いします。

1 無保険の場合（表「保険者」の欄が、「無」）及び社会保険加入の場合（表「保険者」の欄が、「協」「組」「日」「船」「共」）は、『社会保険診療報酬支払基金』へご請求ください。
2 国民健康保険加入の場合（表「保険者」の欄が、「国」）は、『国民健康保険団体連合会』へご請求ください。

※ご不明の点は、表記の児童相談所までお問合わせください。
また、詳細は、東京都福祉保険局のホームページで掲載しています。

「保険証無」の記載がないかしっかり見るのよ

プレッシャーです

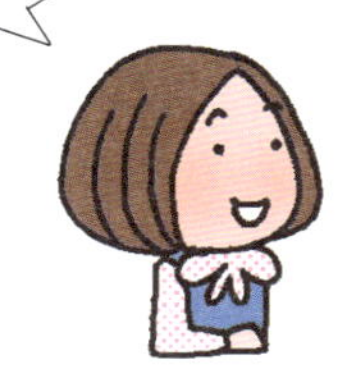

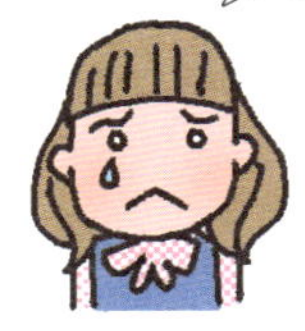

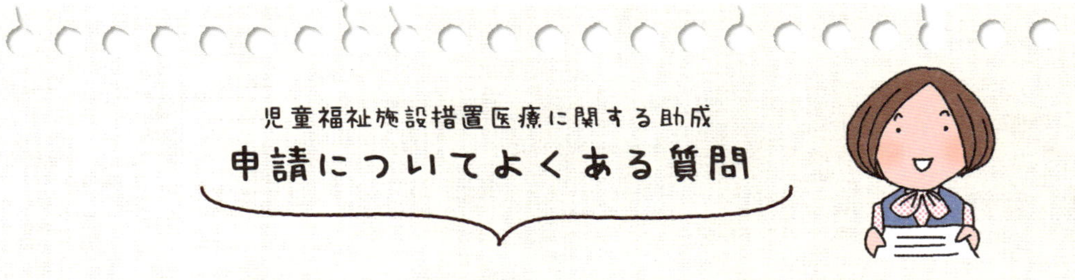

児童福祉施設措置医療に関する助成

申請についてよくある質問

Q 児童福祉法の「児童」とは何歳までが対象ですか？

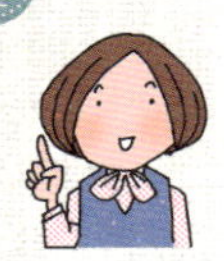

満 18 歳に満たない児童が対象です。

Q 「受診券」に有効期限はありますか？

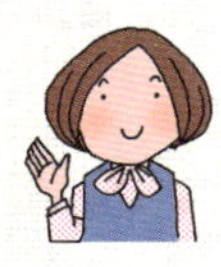

有効期限は定められていません。**資格喪失時には「受診券」は回収**されます。

Q 健康保険に加入していない場合はどうなりますか？

健康保険に加入していない児童については、「保険者」欄に「無保険」と記載された「受診券」が発行されており、**医療費はすべて公費で支払われます**。

Q 「受診券」はどの医療機関で使えますか？

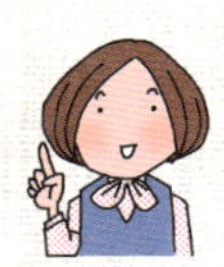

「受診券」の使用に際し、医療機関などの指定は行われていません。**保健医療機関・保険薬局であれば、どこでも使用することができます**。

特定医療（指定難病）

法律名 難病の患者に対する医療等に関する法律
実施主体 都道府県

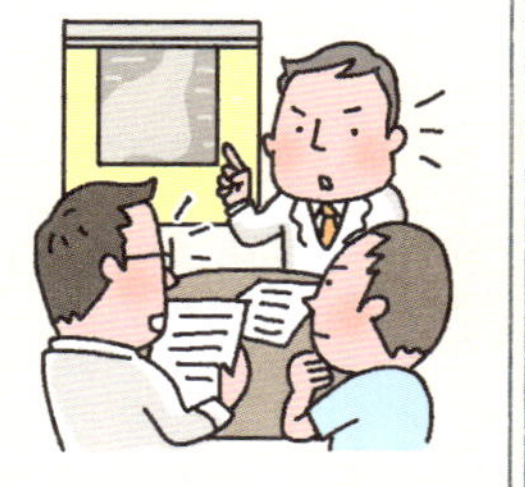

窓口で行うこと

① 「被保険者証」と「介護保険証」*とともに「特定医療費（指定難病）受給者証」および「自己負担上限額管理票」を確認する
② 「特定医療費（指定難病）受給者証」の負担者番号、受給者番号、認定疾病、有効期間、階層区分、指定医療機関などを確認する
③ 「特定医療費（指定難病）受給者証」に自己負担限度額が記載されている場合、限度額まで徴収する（院外処方の場合は薬局と合算）
④ 「自己負担上限額管理票」に自己負担額などを記載する

*在宅医療を行っている医療機関に限ります

制度の解説

現在の医療においては原因が特定されず、治療方法も確立されていない難病の医療の確立・普及を図り、その医療費の負担軽減を目的とした制度です。

New 331疾患が対象に

- 以前は法別番号51として医療費助成が行われていましたが、2015年1月から法別番号54へ移行。2018年4月時点で対象疾患は331疾患に（➡ p.160 付録①参照）。

※ 2019年度中に新たに2疾患（膠様滴状角膜ジストロフィーとハッチンソン・ギルフォード症候群）の追加が見込まれています

対象疾患が増えたことで窓口で取り扱う機会も増えています

対象者

指定難病331疾患に該当すると診断された人

担当医療機関

都道府県知事が指定した指定医療機関

請求方法

公費併用扱いとして、下記に請求します。

＜請求先＞

- 社会保険併用分➡支払基金
- 国民健康保険・後期高齢者併用分➡国保連合会

- **生活保護単独の場合**

指定難病が優先されるため全額指定難病の負担となり、指定難病単独で支払われます。また、指定難病以外の疾病に関しては生活保護の給付となるため、指定難病と生活保護の併用で支払基金に請求します。

point

「特定医療費（指定難病）受給者証」の有効期限と使用できる医療機関

- 「特定医療費（指定難病）受給者証」の期限は1年で、更新したい場合は難病指定医または協力難病指定医に必要な診断書を作成してもらう必要があります。
- 「受給者証」に記載されている指定医療機関（最大3つ）は、患者さんが申請書に主に利用する医療機関として記入したものです。ただし、緊急その他やむを得ない場合に限り「受給者証」に記載がなくても、指定医療機関の指定を受けた医療機関であれば受診可能であることを頭に入れておきましょう。

新規認定・更新認定にかかわらず、申請時に作成した診断書に関しての文書料は徴収が可能です

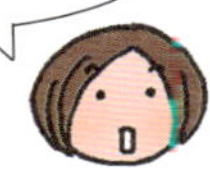

負担割合

患者負担割合が3割の人は2割に減額になりましたが、1割負担の人は1割負担のままです（対象は指定難病に関する医療のみ。指定難病の対象とならない医療は医療保険で請求します）。所得に応じて6区分に設定された負担上限月額を超えた部分が助成されます。

医療保険　70%	公費	← 難病（54、51）一部負担金（生活保護を除く）

自己負担上限額

表1に示す通りです。

表1　自己負担の上限月額

<table>
<tr><th rowspan="3">階層区分</th><th rowspan="3" colspan="2">階層区分の基準
（（　）内の数字は、夫婦2人世帯の場合における年収の目安）</th><th colspan="3">自己負担上限額（外来＋入院）（患者負担割合：2割）</th></tr>
<tr><th rowspan="2">一般</th><th rowspan="2">高額かつ長期*</th><th></th></tr>
<tr><th>人工呼吸器等装着者</th></tr>
<tr><td>生活保護</td><td colspan="2">―</td><td>0</td><td>0</td><td>0</td></tr>
<tr><td>低所得Ⅰ</td><td rowspan="2">住民税非課税（世帯）</td><td>本人年収～80万円</td><td>2,500円</td><td>2,500円</td><td rowspan="6">1,000円</td></tr>
<tr><td>低所得Ⅱ</td><td>本人年収80万円超～</td><td>5,000円</td><td>5,000円</td></tr>
<tr><td>一般所得Ⅰ</td><td colspan="2">住民税
7.1万円未満
（約160万～370万円）</td><td>10,000円</td><td>5,000円</td></tr>
<tr><td>一般所得Ⅱ</td><td colspan="2">住民税
7.1万円以上25.1万円未満
（約370万～810万円）</td><td>20,000円</td><td>10,000円</td></tr>
<tr><td>上位所得</td><td colspan="2">住民税
25.1万円以上
（約810万円～）</td><td>30,000円</td><td>20,000円</td></tr>
<tr><td colspan="3">入院時の食費</td><td colspan="3">全額自己負担</td></tr>
</table>

* 「高額かつ長期」とは、月ごとの医療費総額が5万円を超える月が年間6回以上ある場合を指す（たとえば医療保険の2割負担の場合、医療費の自己負担が1万円を超える月が年間6回以上の場合、該当する）

自己負担上限額管理票の書き方（図）

図 法別番号54の「自己負担上限額管理票」の記入例

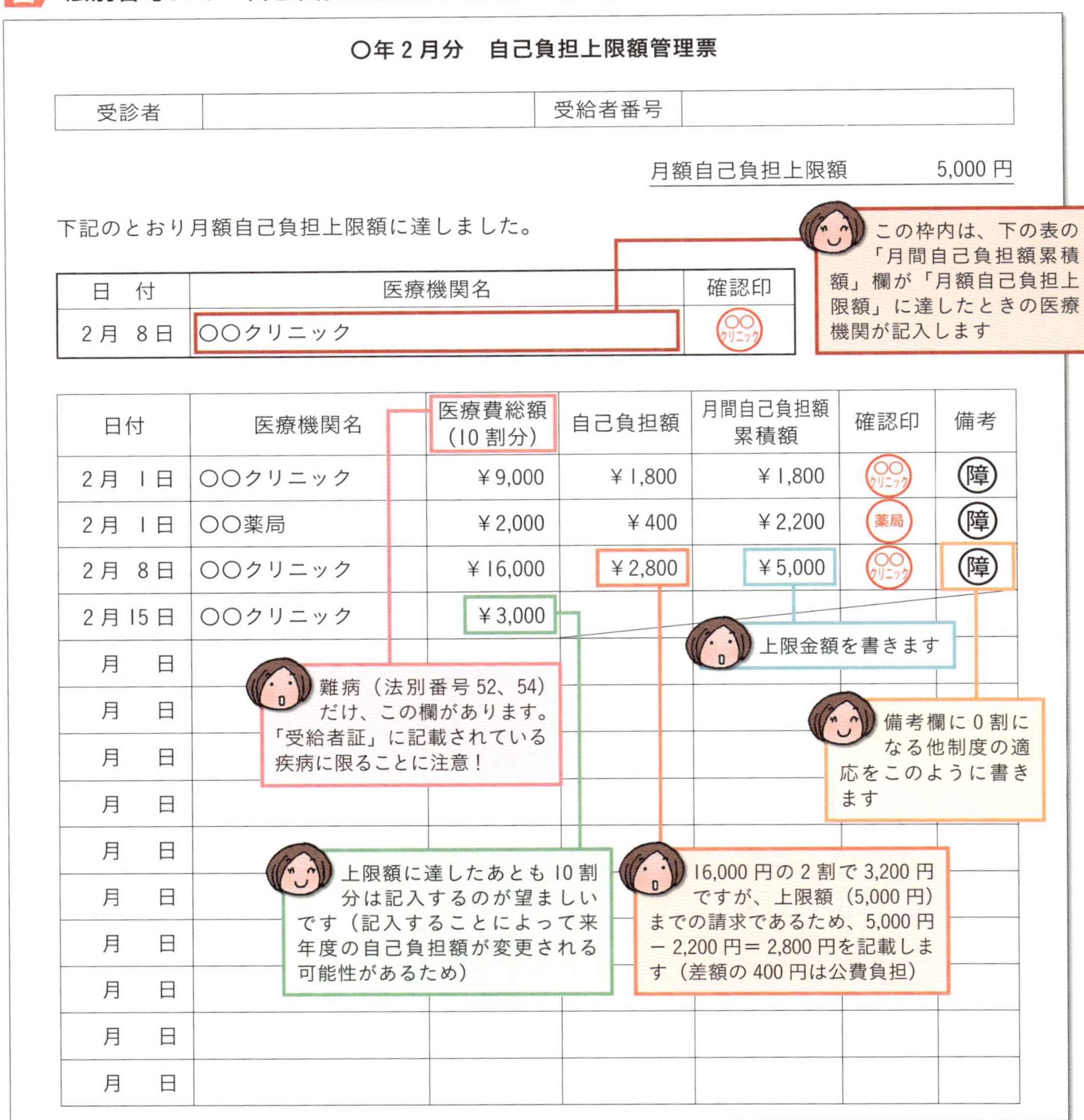

○年２月分　自己負担上限額管理票

受診者		受給者番号	

月額自己負担上限額　5,000 円

下記のとおり月額自己負担上限額に達しました。

日　付	医療機関名	確認印
２月　８日	○○クリニック	○○クリニック

日付	医療機関名	医療費総額（10 割分）	自己負担額	月間自己負担額累積額	確認印	備考
２月　１日	○○クリニック	￥9,000	￥1,800	￥1,800	○○クリニック	障
２月　１日	○○薬局	￥2,000	￥400	￥2,200	薬局	障
２月　８日	○○クリニック	￥16,000	￥2,800	￥5,000	○○クリニック	障
２月 15 日	○○クリニック	￥3,000				
月　　日						
月　　日						
月　　日						
月　　日						
月　　日						
月　　日						
月　　日						
月　　日						
月　　日						
月　　日						

申請の流れ

1

患者さんまたは代理人が居住地の保健所やホームページから特定医療費支給認定申請書などの必要書類を入手します。

【申請に必要な書類】
・特定医療費支給認定申請書
・臨床調査個人票（難病指定医に記載してもらう）
・世帯全員の住民票
・健康保険証の写し
・住民税課税・非課税証明書
・同意書など

「受給者証」に記載されている開始日と到着日に2～3カ月のズレが生じることがあります。その間に生じた医療費は償還払いの対象になります

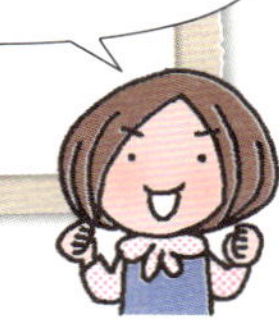

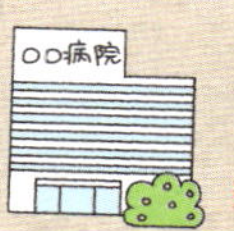

上記書類を病院の窓口に提出し、難病指定医に「臨床調査個人票」に記入してもらいます（「特定医療費支給認定申請書」は患者さん本人が記入します）。

※かかりつけの医師が指定医でない場合、指定医のいる病院に記入を依頼する必要があることに注意！

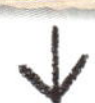

3

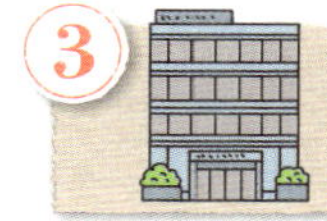

患者さんまたは代理人が上記②の記入書類（2点）を保健所に提出します。

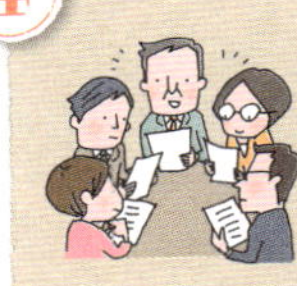

申請内容に基づき、指定難病審査会において対象疾患ごとの認定基準を満たしているかが決定されます。対象患者に認定された場合には、自己負担上限額や有効期限などが記載された「特定医療費（指定難病）受給者証」が交付されます。また、認められなかった場合には、「不承認通知書」が届きます。

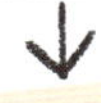

5

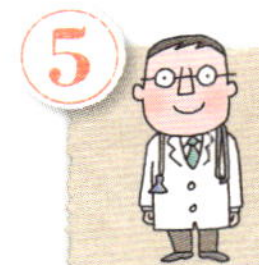

交付された「特定医療費（指定難病）受給者証」と「自己負担上限額管理票」、そして健康保険証を医療機関の窓口で提示し、医療費の給付を受けます。

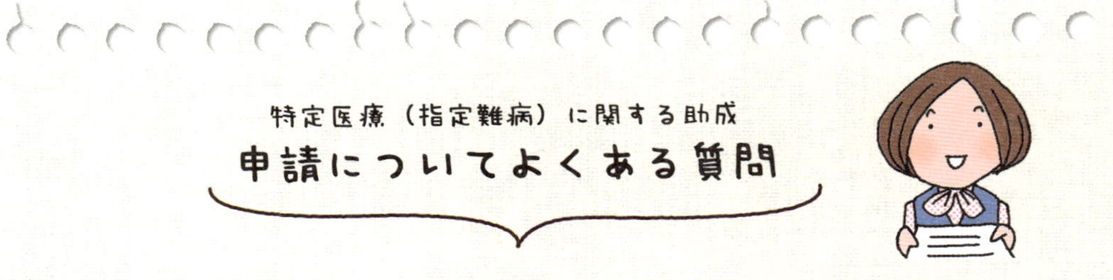

特定医療（指定難病）に関する助成

申請についてよくある質問

Q 認定審査中に医療費を立て替えた場合は、どうすればいいですか？

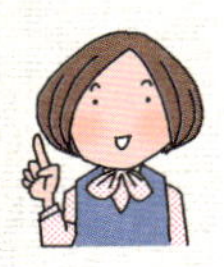

「特定医療費（指定難病）受給者証」の有効期限の開始日は、申請に必要な書類を保健所が受け付けた日（申請の受理日）になります。**交付されるまでに支払った医療費については、自己負担上限月額を除いた額を還付請求することが可能**です。

Q 住所や医療機関などに変更があった場合には、どうすればいいですか？

名前や住所、受診する医療機関などの変更があった場合は、**保健所に変更届などの必要書類を提出**する必要があります。

Q 複数の指定難病の申請をした場合、どのようになりますか？

複数の指定難病にかかっている場合でも、**「特定医療費（指定難病）受給者証」や「自己負担上限額管理票」は、患者さん１人につき１枚を交付**することになっています。

Q 介護保険における訪問看護を受けた場合も対象になりますか？

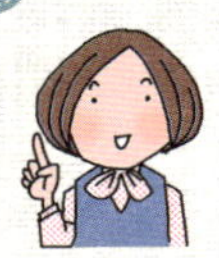

介護保険の訪問看護サービスを含め、介護保険の**医療系サービスも医療費の助成対象**です。

Q 「臨床調査個人票」への記入をお願いしたいのですが、どこから取り寄せればよいのでしょうか？

新規申請に必要な診断書（臨床調査個人票）は**最寄りの保健所でも入手できますが、厚生労働省健康局難病対策課のホームページからでもダウンロードが可能**です。なお、臨床調査個人票はすべて同じ内容ではなく、疾病ごとに内容が異なりますので、**必ず指定する疾病の臨床調査個人票を入手**してください。

Q 悪性関節リウマチであれば公費を受けられますが、重症の関節リウマチでも公費は受けられるのでしょうか？

たとえ重症であっても、**単なる関節リウマチの場合は対象外**です。

Q 膠原（こうげん）病は公費の対象になると聞いたのですが、対象疾患の一覧表に記載されていないのはどうしてでしょうか？

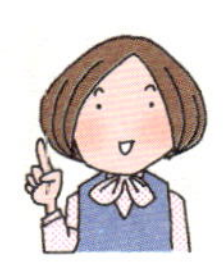

膠原病は単独の疾患を指すのではなく、多数の疾患の総称です。**膠原病に含まれる疾患には難病指定されているものもあれば、されていないものもある**ため、膠原病のすべてが公費の対象になるわけではありません。確定診断を受け、該当するかどうか確認してください。

Q 家族が公費対象である指定難病の診断を受け、公費申請を行うよう勧められたのですが、治療費は遡（さかのぼ）って返金してもらえるのでしょうか？

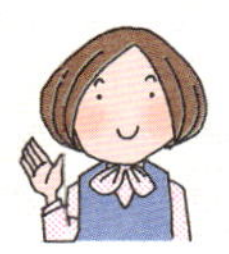

申請書を提出した日を公費の支給開始日とするという決まりがあります。**遡っての返金はできかねます**ので、早急に手続きを行ってください。

意外と知らない

フォローアップCheck!

☑ すでに自己負担上限額に達している場合でも「自己負担上限額管理票」に記載する必要はあるの？

――患者さんの自己負担が発生するしないにかかわらず、記入することが望ましいです。

☑「受給者証」はもっているものの「自己負担上限額管理票」を忘れた患者さんの場合、どのように対処すればいいの？

――患者さんの一部負担割合が 3 割の場合は、医療費総額の 2 割または「受給者証」に記載された負担上限月額のうち、低いほうの金額を徴収してください。それによって、もし払いすぎが生じた場合は後日、患者さん本人に超過分の請求をしてもらう必要があります。

☑「指定医」と「指定医療機関」の違いは？

――「指定医」は、指定難病の公費申請の際に必要になる「医療意見書」を作成する医師のこと。「指定医療機関」は、指定難病の医療費助成制度の対象となる医療機関のことです。
なお、どちらも医療機関ごとに申請をしなければいけません。特に「指定医療機関」の申請を行わないと窓口で「受給者証」を提示されても公費で取り扱うことができないため注意が必要です。

法別番号
66

石綿健康被害救済制度

法律名 石綿による健康被害の救済に関する法律
実施主体 国・都道府県

窓口で行うこと

「石綿健康被害医療手帳」と「介護保険証」*を確認する

*在宅医療を行っている医療機関に限ります

制度の解説

石綿（アスベスト）によって健康被害を受けた人とその遺族に対して給付を行うことを定めた制度です。石綿に関連する仕事をしていた人には、労災保険による給付が行われます。労災保険の対象でない人は、石綿健康被害救済制度により、「救済給付」や「特別遺族給付金」を受けることができます。

図 石綿健康被害医療手帳

石綿健康被害医療手帳

手帳番号

公費負担者番号		6 6			
公費負担医療の受給者番号					
被認定者	氏名				男・女
	生年月日	明治・大正 昭和・平成	年	月	日
	住所				
	認定疾病の名称				
交付年月日			年	月	日
有効期間			年	月	日
発行機関及び印		独立行政法人 環境再生保全機構			

医療費の給付を受けるにあたって必要になるのがこの手帳です

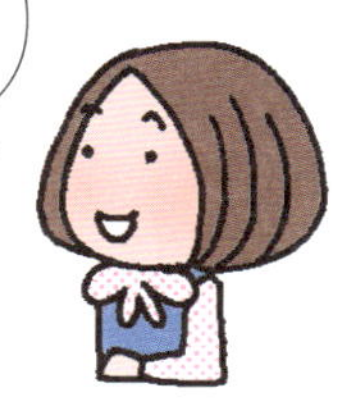

対象者

石綿（アスベスト）を吸入したことにより、4つの対象疾患を発病した人と、その続発症にかかっている患者さんで、労災保険等の保障の対象とならない人

対象疾患

①中皮腫
②肺がん
③著しい呼吸機能障害を伴う石綿肺
④著しい呼吸機能障害を伴うびまん性胸膜肥厚

続発症とは、「ある疾患を原因として別の疾患が発症すること」です

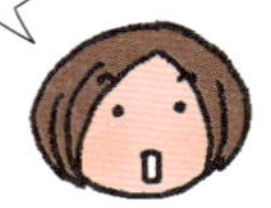

担当医療機関

すべての保険医療機関（届出不要）

負担割合

対象疾病の治療に関する自己負担分全額が公費対象で、医療保険が優先されます。

医療保険　70%	公費　30%

請求方法

公費併用扱いで、下記に請求します。

＜請求先＞

- 社会保険併用分➡支払基金
- 国民健康保険併用分➡国保連合会

- **介護保険の請求もある場合**

介護保険は「介護給付費明細書」と「介護給付費請求書」によって国保連合会に請求します。

申請の流れ

1

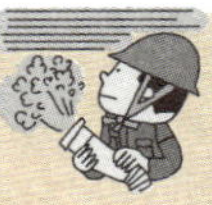

患者さん本人または代理人が、地方環境事務所や保健所などに必要書類を提出し、申請します。

【申請に必要な書類】
- 認定申請書
- 療養手当請求書
- 住民票の写し、申請者の戸籍抄本、戸籍記載事項証明書のいずれか
- 指定疾病にかかっていることを証明する医師の診断書
- 診断書の根拠となる胸部X線フィルムやCT画像、病理組織診断や細胞診報告書など

2

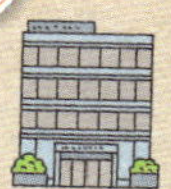

独立行政法人環境再生保全機構（https://www.erca.go.jp/）が、申請書類の内容を確認します。そして、医学的判定を要する事項について環境大臣に判定を申し出ます。

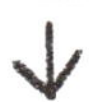

3

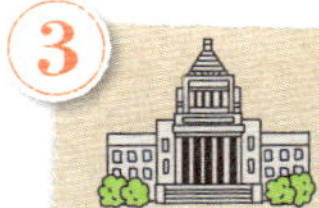

環境大臣は、判定の申し出に対して中央環境審議会の意見を聞いたうえで、医学的な判定を行います。そして、機構に対して判定結果を通知します。

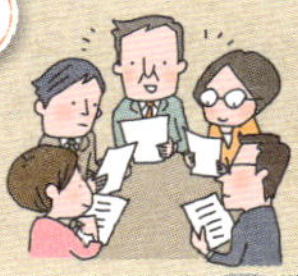

環境大臣による医学的判定結果に基づいて認定などの可否を決定し、申請者または請求者に結果を書面で通知します。認定を受けた者には、「石綿健康被害医療手帳」（図1）が交付されます。

5

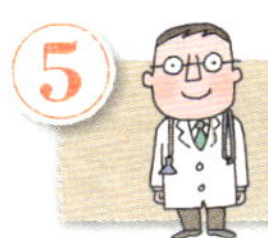

医療機関などに「石綿健康被害医療手帳」を提示し、医療費の支給を受けます。

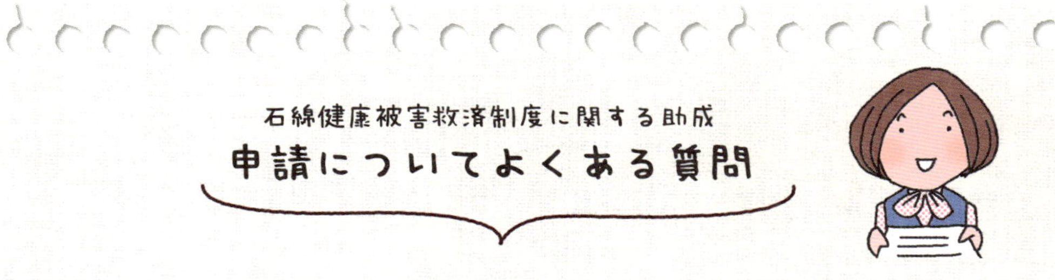

石綿健康被害救済制度に関する助成

申請についてよくある質問

Q 医療費は申請する前まで遡って支給されますか？

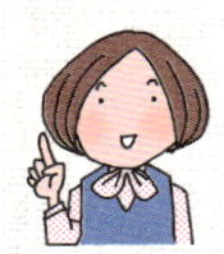

医療費の給付は、指定疾病の**発症が認められた日まで遡って**行われます。ただし、3年以上前の医療費については給付されません。

Q 救済給付には、医療費以外にどんなものがありますか？

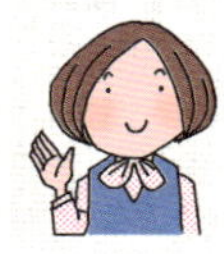

患者さん本人が請求するものに「**療養手当**」があります。医療以外の入通院に伴う諸経費や介護費用などを考慮し、**月単位で定額支給される手当で、月額10万3,870円が給付**されます。そのほか、葬祭料・救済給付調整金・特別遺族弔慰金・特別葬祭料などがあります。

Q 家族が悪性中皮腫と診断されました。石綿を扱う仕事をしていたのですが、勤務先であった会社はすでに存在しないため労災が認められません。救済措置はあるのでしょうか？

「石綿による健康被害の救済に関する法律」による**救済制度があります**。石綿を原因とする中皮腫は同制度の対象疾患です。給付内容は以下の通りです。

①医療費の自己負担分
②療養手当（103,870円／月）
③葬祭料（199,000円）
④救済給付調整金

意外と知らない
フォローアップCheck!

＜算定に関するQ＆A＞

☑ **手帳を申請中の間の窓口徴収はどうなるの？**

――医療手帳が交付されるまでの間、医療機関は窓口で自己負担分を徴収し、患者さんは機構に自己負担分を請求して償還払い（患者さんがいったん負担分を全額払い、その後、自治体などに申請して払い戻しを受けること）を受けることになります。その際、患者さんには**窓口で「受診等証明書」の記入を依頼**し、機構に提出する必要があります。

☑ **労災保険等の対象となっている人も受けられる救済給付はある？**

――この制度は労災保険等の対象とならない方に対する救済給付制度ですので、**すべての人が対象となるわけではありません**。

☑ **「石綿健康被害医療手帳」の提示さえあればどの医療機関でも公費で診察できるの？**

――保険医療機関としての届出義務はないので、**どの保険医療機関でも公費扱いで請求できます**。

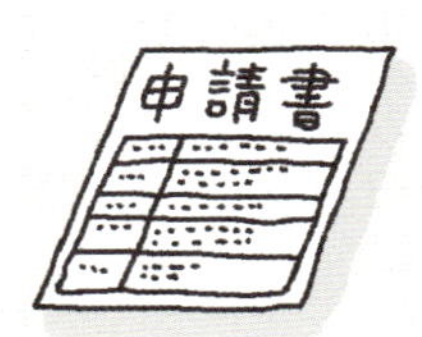

労災・自賠責保険制度

医療事務で対応に困ることが多いのが「労災保険制度」と「自賠責保険制度」です。専門病院以外ではそもそも取り扱う機会が少ないため、「初めて労災を担当する」「院内にマニュアルがない」といったケースもあるでしょう。それぞれの窓口対応、請求の流れなどを簡単にまとめたので、参考にしてください。

労災保険制度

窓口での対応

❶ 労災に該当するか否かを確認する

- **業務上の事故の場合（業務災害）**

労災に認定するか否かを患者さんの勤務先に決めてもらう必要があります。確認が取れない状態で進めてしまうとトラブルにつながることが多いです。確認ができない限り、基本的には10割徴収（自費扱い）になります。

- **通勤途中の交通事故の場合（通勤災害）**

まずは「通勤災害」となるのか、それとも「自賠責」になるのかを確認します。通常、自賠責が優先されることが多いですが、本人の過失割合によって扱いが変わるので、確認することが大事です。患者さんの加入している保険会社、もしくは勤務先に確認を取るようにしましょう。

❷ 患者さんの事業所の会社名・電話番号・担当者を確認する

患者さんに勤務先の情報を教えてもらいます。不明な点があれば、患者さんの勤務先に連絡をして確認しておくとよいでしょう。

❸ 当日の支払いをどうするかを確認する

当日から労災扱いなのか、自費徴収のあと返金となるのかを確認します。

④患者さんに申請に必要な書類を持参してもらう

労災の申請に必要な書類は、翌月の10日必着のため、余裕を見て8日ぐらいには発送したいところです。患者さんにはそれに間に合うように書類をもってきてもらいます。申請に必要な書類の形式は表1の通りです。なお、明らかに仕事中に起きた傷病であっても、労災が認められないのであれば保険証は使えません。国民健康保険の場合には保険証も使えますが、任意の労災などに加入しているケースもあるので確認が必要です。

表1 労災申請で患者さんに持参してもらう書類の形式

	指定医療機関	指定医療機関変更届（転院時）	非指定医療機関*
業務上	様式5号	様式6号	様式7号
通勤途上	様式16号-3	様式16号-4	様式16号-5

*非指定医療機関では労災の取り扱いをしないため患者さんが自ら所轄の労働基準監督署あてに請求する必要があります

転院時の書類を5号様式と間違えるケースが多く見られます

医事入力から労基への請求の流れ ※以下、指定医療機関に限る

①算定漏れがないかを確認する

算定に関する確認事項（保険給付との相違点）

【初診時】
- 療養の給付請求書取扱料（様式5号または様式16号-3）
- 救急医療管理加算（初診から入院は7日分、外来は1日分。p.154参照）

【再診時】
- 再診時療養指導管理料
- 休業証明（様式8号作成時）

【保険請求と異なる算定】
- リハビリ・処置および手術の四肢加算（初診・再診とも）
- リハビリ・消炎鎮痛処置の複数加算（初診・再診とも）
- 52点に満たない処置に対しての外来管理加算（再診のみ）

保険給付の「傷病手当金意見書交付料100点」を間違えて算定してしまうことが多いです。点数ではなく「2,000円」の算定が正しいので注意しましょう

❷ 紙媒体を郵送する（または電子レセプト請求）

10日必着のため、余裕をもって8日頃までには発送します。

もし発送が遅れて
しまいそうな場合には、
事前に労災補償課に
連絡を入れて
相談しましょう

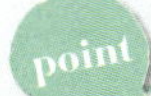

公務員災害補償

国家公務員もしくは地方公務員は、労災保険では公務災害の扱いとなるため、請求先や請求する用紙が異なることに注意しましょう。

救急医療管理加算

労災の患者さんが初診で受診したときには「救急医療管理加算」が算定できます（初診から入院は7日分、外来は1日分）。

救急医療管理加算が算定できるケース

① 傷病の発生から数日間経過したあとに医療機関で初診を行った場合（長期間経過した場合は不可）
② 最初に収容された医療機関では応急処置だけを行い、その後、他の医療機関に転医した場合（それぞれの医療機関で算定可能です）
③ 傷病の発生から長期間経過したあとであっても、状態が安定しておらず、再手術などの必要が生じて転医した場合（転医先において算定可能です）

すべての初診患者に
算定できるわけでは
ないことに注意！

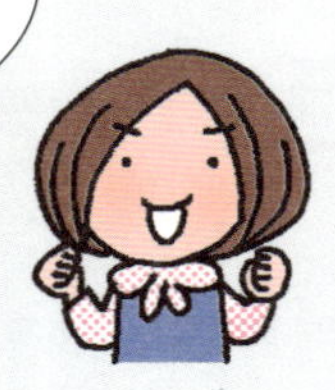

自賠責保険制度

窓口での対応

自賠責の対応を考える場合にまず押さえておきたいのが「交通事故の被害者であっても原則として治療費は窓口で支払ってもわらないといけない」ということです。これを念頭に置いたうえで、実務においては保険会社が対応するということを覚えておきましょう。

請求方法

請求方法は、表2の通り3つに大きく分かれます。

表2 自賠責保険制度の請求方法

保険内分類	請求の種類	説明
自賠責	自由診療	病院が自由に診療代金を決められます。基本的にはほとんどの医療機関で、労災に準じた基準で算定することになります（請求先➡保険会社）
第三者請求	健保請求	交通事故ですが保険証を利用して診療することを指します。この場合、患者さんは保険者である健康保険組合などに届出をする必要があります。そして、医療機関もレセプトに第三者とわかるように特記事項に記載しなければいけません。保険請求した分は、保険者から保険会社に請求する流れになります（請求先➡保険者）
自損事故	健保請求	自損事故の場合は自賠責は適用されません（請求先➡保険者）

自賠責の請求の流れ

一括して保険会社が支払いを行う場合、下記の流れで対応します。

❶請求先（保険会社）、担当者と連絡先を確認する

治療費の請求に関しては、ほとんどの場合、保険会社が介入することになります。まずは請求先となる保険会社を確認することが必要です。患者さんが状況を把握していない場合には、保険会社に直接電話で確認するとスムーズに話を進められます。

❷必要に応じて警察提出用の診断書を作成する

❸自賠責診断書を作成する

❹翌月10日以降に保険会社へ診断書・レセプトを送付する（保険請求後に作業開始）

自賠責の算定方法には2つの基準がある

自賠責保険の算定方法には旧基準と新基準（自賠責保険診療費算定基準）の2つがあり、どちらを適用するかの判断は各医療機関に委ねられています。新基準と旧基準で診療報酬明細書の様式が異なるため、保険会社からどちらを送付すればよいか電話で問い合わせが入ります。すぐに答えられるよう把握しておきましょう。

第三者請求の流れ

❶ 支払い方法を確認する

患者さんが把握していない場合は、保険会社を聞いて電話で確認します。

❷ 患者さんに「第三者行為による傷病届」を保険者に提出してもらう

医療機関としては、第三者行為届を提出してもらう以外は、通常の健保請求と同じ流れになります。レセプト記載時の注意点は下記の通りです。

第三者請求のレセプトを記載する際の注意点

- レセプト特記事項の欄に「10 第三」を付ける
- 事故外点数を記載する（事故以外の診療もあった場合）

❸ 明細書を作成する

患者さんが窓口で払った一部負担金を保険会社に請求するにあたって、自賠責保険の明細書の作成が必要になります。明細書の作成料は徴収できます。

column

「一括」には2つの意味がある

保険会社から「一括対応で」といわれることが多いですが、「一括」という場合、以下の2つの意味があるのでどちらに該当するか確認しましょう（意味がまったく異なります）。

- 自賠一括…………一般的な自賠責の請求手順で行われることをいいます。
- 人身傷害一括（第三者請求）……この場合に要注意なのが、患者さんの保険証使用の一部負担金を、直接保険会社に請求しないことです。患者さんが一部負担金を窓口で支払うことが義務付けられています。

column

労災・自賠責の患者さんの対応で起きがちなミス

「労災や自賠責の患者さんはケガで受診するケースが多いので整形外科に行く確率が高い。だから自院には関係ない」と思っている医療事務員は少なくありません。しかし、たとえば下記の受診例のようなケースで、労災・自賠責の患者さんはある日突然来院します。そして焦った結果、対応が不十分になりあとの請求等がややこしくなるというのがお決まりのパターンとなっています。

■労災・自賠責での受診例

受診例① 暴れた入所者の手が耳に当たった介護職員が労災で耳鼻科を受診した。

受診例② 事故の後遺症から精神的な治療が必要になり、精神科・神経科で一部の診療や診断書が自賠責の請求になった。

受診例③ 作業中に目に物が当たり労災で眼科受診となった。

■よくある失敗例

失敗例① 初診時の問診で労災（または自賠責）の扱いになることに気付かずそのまま保険請求をしてしまった。すると後日、保険会社（または患者さんの就業先の会社）から連絡があり、請求のやり直しをしなければならなくなった〔保険請求を取り下げて、労災（自賠責）で請求をし直す必要があります〕。

失敗例② 労災の指定外の医療機関なのに労災扱いで請求してしまったため、患者さんと就業先の会社に再度用紙を書き直してもらわなければならなくなった（様式5号ではなく7号で取り扱うべきだった）。

失敗例③ 労災扱いなのか患者さんの勤務先に確認する前に患者さんの証言をもとに労災（自己負担0円）で取り扱ったところ、後日患者さんの勤務先から「労災扱いにならない」といわれ、患者さんの自己負担分をあとから連絡して徴収しなければならなくなった。

労災や自賠責の請求に慣れていない医療機関では、「患者さんと連絡がとれない」「お金を払いにきてくれない」「保険証をもってきてくれない」「労災の用紙をもってこない」などの理由で、患者さんの自己負担分だけでなく残り分までまったく請求できないことも珍しくありません。無駄な損失を生まないための方策について、普段からスタッフ同士で話し合っておきましょう。

備えあれば
憂いなし！

高額療養費制度と「限度額適用認定証」

高額療養費制度と「限度額適用認定証」はともに医療費が高額になった場合に支払い額を一定額までに抑えることができる制度です。しかし申請方法や支払いのタイミングなどには若干の違いがあります。患者さんの経済状況によって負担感も変わるため、適切にご案内したいものです。

混同されがちな高額療養費制度と「限度額適用認定証」

医療費が高額になりそうな患者さんにとって心強いのが、高額療養費制度と「限度額適用認定証」（図）です。両者の違いは下記の通りです。

高額療養費制度と「限度額適用認定証」の共通点と相違点

【共通点】

医療費が高額になった場合、支払い額を一定額までに抑えることができる

【相違点】

❶医療機関の窓口での患者さんの支払い額

- 高額療養費制度………いったん**全額を支払う（支払い後日償還払い）**
- 限度額適用認定証……認定証に記載された**一定額（限度額まで）を支払う**

❷申請手続きのタイミング

- 高額療養費制度………**医療機関で診療を受け医療費（全額）を支払ったあと**。患者さんが自ら健康保険組合などに申請を行うことで限度額以上の金額が払い戻されます
- 限度額適用認定証……**医療機関を訪れる前**。交付までに1週間ほどかかるため、高額医療を受ける見込みがある場合は早めに手続きをするのが望ましいです

違いをきちんと理解しておきましょう

図 限度額適用認定証

健康保険限度額適用認定証				
				年　月　日交付
被保険者	記号		番号	
	氏名			男 女
	生年月日	大正・昭和・平成　年　月　日		
適用対象者	氏名			男 女
	生年月日	昭和・平成　年　月　日		
	住所			
発行年月日		年　月　日		
有効期限		年　月　日		
適用区分				
保険者	所在地			
	保険者番号			
	名称及び印			

レセプトの特記事項に反映してください。忘れると返戻になる可能性があります

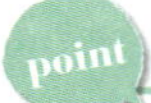

高額医療費貸付制度

高額療養費の場合、レセプトの確定後に支給が行われることになるため、診療月から払い戻しまでに3カ月以上かかります。そのため、高額療養費が支給されるまでの間、無利子でお金を借りられる「高額医療費貸付制度」が用意されています。

column

「医療費控除制度」と「高額療養費制度」はまったく違う

高額療養費制度や「限度額適用認定証」と混同されがちなのが、「医療費控除制度」です。高額療養費制度と「限度額適用認定証」は医療費を一定額までに抑えるための制度ですが、医療費控除はまったく別物です。

医療費控除制度は、所得税や住民税などの税額を決める際、支払った金額に応じて所得控除を受けられるという制度です。本人だけでなく家族などを含めた1年間の医療費を合計し、一定以上の金額を支払っている場合には、確定申告をすることで税金が安くなります。高額療養費制度、「限度額適用認定証」と併せて使えますので、たくさん医療費を支払った年は、翌年の確定申告の準備をしておくのがよさそうです。

どれも実質同じではっ!?

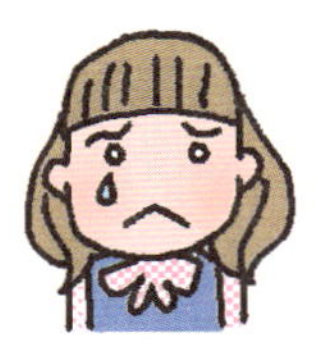

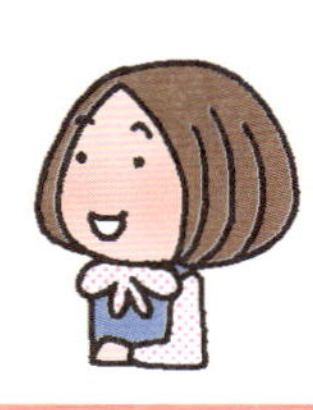

気持ちはわかります

付録①

指定難病一覧

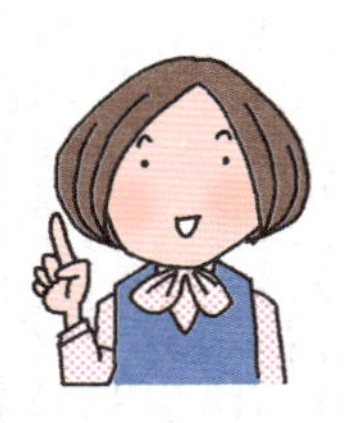

公費の助成対象となる指定難病331疾患を五十音順に掲載しました。近年、対象となる疾患が増え来院者も増加傾向にあり、今後も説明の機会が増えることが予想されます。普段から表を眺めて、大雑把に対象疾患を把握しておくだけでも、ご案内に役立つでしょう。 関連ページ ▶ p.139「特定難病（指定難病）」

表 指定難病331疾患（五十音順）

番号	疾患名	疾患分類
欧文・英数字		
197	1p36 欠失（けっしつ）症候群	染色体または遺伝子に変化を伴う症候群
203	22q11.2 欠失症候群	染色体または遺伝子に変化を伴う症候群
198	4p 欠失症候群	染色体または遺伝子に変化を伴う症候群
199	5p 欠失症候群	染色体または遺伝子に変化を伴う症候群
180	ATR–X 症候群	染色体または遺伝子に変化を伴う症候群
103	CFC 症候群	染色体または遺伝子に変化を伴う症候群
26	HTVL–1 関連脊髄症	神経・筋疾患
66	IgA 腎症	腎・泌尿器系疾患
300	IgG4 関連疾患	免疫系疾患
152	PCDH19 関連症候群	神経・筋疾患
108	TNF 受容体関連周期性症候群	免疫系疾患
173	VATER（ファーター）症候群	染色体または遺伝子に変化を伴う症候群
231	α1–アンチトリプシン欠乏症	呼吸器系疾患
322	β–ケトチオラーゼ欠損症	代謝系疾患

番号	疾患名	疾患分類
あ行		
135	アイカルディ症候群	神経・筋疾患
119	アイザックス症候群	神経・筋疾患
24	亜急性(あきゅうせい)硬化性全脳炎	神経・筋疾患
46	悪性関節リウマチ	免疫系疾患
83	アジソン病	内分泌系疾患
303	アッシャー症候群	視覚系疾患
116	アトピー性脊髄炎	神経・筋疾患
182	アペール症候群	染色体または遺伝子に変化を伴う症候群
297	アラジール症候群	染色体または遺伝子に変化を伴う症候群
218	アルポート症候群	腎・泌尿器系疾患
131	アレキサンダー病	神経・筋疾患
201	アンジェルマン症候群	神経・筋疾患
184	アントレー・ビクスラー症候群	染色体または遺伝子に変化を伴う症候群
247	イソ吉草酸(きっそうさん)血症	代謝系疾患
222	一次性ネフローゼ症候群	腎・泌尿器系疾患
223	一次性膜性増殖性糸球体(しきゅうたい)腎炎	腎・泌尿器系疾患
325	遺伝性自己炎症疾患	免疫系疾患
120	遺伝性ジストニア	神経・筋疾患
115	遺伝性周期性四肢麻痺	神経・筋疾患
298	遺伝性膵炎	消化器系疾患
286	遺伝性鉄芽球性(てつがきゅうせい)貧血	血液系疾患
175	ウィーバー症候群	染色体または遺伝子に変化を伴う症候群
179	ウィリアムズ症候群	染色体または遺伝子に変化を伴う症候群
171	ウィルソン病	代謝系疾患
145	ウエスト症候群	神経・筋疾患

番号	疾患名	疾患分類
191	ウェルナー症候群	染色体または遺伝子に変化を伴う症候群
233	ウォルフラム症候群	内分泌系疾患
29	ウルリッヒ病	神経・筋疾患
168	エーラス・ダンロス症候群	皮膚・結合組織疾患
287	エプスタイン症候群	染色体または遺伝子に変化を伴う症候群
217	エプスタイン病	循環器系疾患
204	エマヌエル症候群	染色体または遺伝子に変化を伴う症候群
30	遠位型ミオパチー	神経・筋疾患
68	黄色靭帯骨化症	骨・関節系疾患
301	黄斑ジストロフィー	視覚系疾患
146	大田原症候群	神経・筋疾患
170	オクシピタル・ホーン症候群	皮膚・結合組織疾患
227	オスラー病	染色体または遺伝子に変化を伴う症候群
か行		
232	カーニー複合	染色体または遺伝子に変化を伴う症候群
141	海馬硬化を伴う内側側頭葉てんかん	神経・筋疾患
97	潰瘍性大腸炎	消化器系疾患
72	下垂体性 ADH 分泌異常症	内分泌系疾患
74	下垂体性 PRL 分泌亢進症	内分泌系疾患
73	下垂体性 TSH 分泌亢進症	内分泌系疾患
76	下垂体性ゴナドトロピン分泌亢進症	内分泌系疾患
77	下垂体性成長ホルモン分泌亢進症	内分泌系疾患
78	下垂体前葉機能低下症	内分泌系疾患
79	家族性高コレステロール血症（ホモ接合体）	代謝系疾患
266	家族性地中海熱	免疫系疾患
161	家族性良性慢性天疱瘡	皮膚・結合組織疾患

番号	疾患名	疾患分類
307	カナバン病	神経・筋疾患
269	化膿性無菌性関節炎・壊疽性膿皮症(えそせいのうひしょう)・アクネ症候群	免疫系疾患
187	歌舞伎症候群	染色体または遺伝子に変化を伴う症候群
258	ガラクトース–1–リン酸ウリジルトランスフェラーゼ欠損症	代謝系疾患
316	カルニチン回路異常症	代謝系疾患
257	肝型糖原病	代謝系疾患
226	間質性膀胱炎（ハンナ型）	腎・泌尿器系疾患
150	環状 20 番染色体症候群	神経・筋疾患
209	完全大血管転位症	循環器系疾患
164	眼皮膚白皮症	視覚系疾患
236	偽性(ぎせい)副甲状腺機能低下症	内分泌系疾患
219	ギャロウェイ・モワト症候群	腎・泌尿器系疾患
1	球脊髄性(きゅうせきずいせい)筋萎縮症	神経・筋疾患
220	急速進行性糸球体腎炎	腎・泌尿器系疾患
271	強直性(きょうちょくせい)脊椎炎	骨・関節系疾患
41	巨細胞性(きょさいぼうせい)動脈炎	免疫系疾患
279	巨大静脈奇形（頚部口腔咽頭(こうくういんとう)びまん性病変）	循環器系疾患
280	巨大動静脈奇形（頚部顔面または四肢病変）	循環器系疾患
100	巨大膀胱短小結腸腸管蠕動(ぜんどう)不全症	消化器系疾患
278	巨大リンパ管奇形（頚部顔面病変）	呼吸器系疾患
2	筋萎縮性側索(そくさく)硬化症	神経・筋疾患
256	筋型(きんがた)糖原病	代謝系疾患
113	筋ジストロフィー	神経・筋疾患
75	クッシング病	内分泌系疾患
106	クリオピリン関連周期熱症候群	免疫系疾患
281	クリッペル・トレノネー・ウェーバー症候群	循環器系疾患

番号	疾患名	疾患分類
181	クルーゾン症候群	染色体または遺伝子に変化を伴う症候群
248	グルコーストランスポーター 1 欠損症	代謝系疾患
249	グルタル酸血症 1 型	代謝系疾患
250	グルタル酸血症 2 型	代謝系疾患
16	クロウ・深瀬症候群	神経・筋疾患
96	クローン病	消化器系疾患
289	クロンカイト・カナダ症候群	消化器系疾患
129	痙攣重積型（二相性）急性脳症	神経・筋疾患
158	結節性硬化症	神経・筋疾患
42	結節性多発動脈炎	免疫系疾患
64	血栓性血小板減少性紫斑病	血液系疾患
137	限局性皮質異形成	神経・筋疾患
262	原発性高カイロミクロン血症	代謝系疾患
94	原発性硬化性胆管炎	消化器系疾患
48	原発性抗リン脂質抗体症候群	免疫系疾患
4	原発性側索硬化症	神経・筋疾患
93	原発性胆汁性胆管炎	消化器系疾患
65	原発性免疫不全症候群	血液系疾患
43	顕微鏡的多発血管炎	免疫系疾患
267	高 IgD 症候群	免疫系疾患
98	好酸球性消化管疾患	消化器系疾患
45	好酸球性多発血管炎性肉芽腫症	免疫系疾患
306	好酸球性副鼻腔炎	免疫系疾患、耳鼻科計疾患
221	抗糸球体基底膜腎炎	腎・泌尿器系疾患
69	後縦靭帯骨化症	骨・関節系疾患
80	甲状腺ホルモン不応症	内分泌系疾患

番号	疾患名	疾患分類
59	拘束型心筋症	循環器系疾患
241	高チロシン血症 1 型	代謝系疾患
242	高チロシン血症 2 型	代謝系疾患
243	高チロシン血症 3 型	代謝系疾患
283	後天性赤芽球癆	血液系疾患
70	広範脊柱管狭窄症	骨・関節系疾患
192	コケイン症候群	染色体または遺伝子に変化を伴う症候群
104	コステロ症候群	染色体または遺伝子に変化を伴う症候群
274	骨形成不全症	骨・関節系疾患
185	コフィン・シリス症候群	染色体または遺伝子に変化を伴う症候群
176	コフィン・ローリー症候群	染色体または遺伝子に変化を伴う症候群
52	混合性結合組織病	免疫系疾患，皮膚・結合組織疾患
さ行		
190	鰓耳腎症候群	聴覚・平衡機能系疾患
60	再生不良性貧血	血液系疾患
55	再発性多発軟骨炎	免疫系疾患
211	左心低形成症候群	循環器系疾患
84	サルコイドーシス	呼吸器系疾患
212	三尖弁閉鎖症	循環器系疾患
317	三頭酵素欠損症	代謝系疾患
53	シェーグレン症候群	免疫系疾患
159	色素性乾皮症	神経・筋疾患
32	自己貪食空胞性ミオパチー	神経・筋疾患
95	自己免疫性肝炎	消化器系疾患
288	自己免疫性後天性凝固因子欠乏症	免疫系疾患
61	自己免疫性溶血性貧血	血液系疾患

番号	疾患名	疾患分類
260	シトステロール血症	代謝系疾患
318	シトリン欠損症	代謝系疾患
224	紫斑病性腎炎	腎・泌尿器系疾患
265	脂肪萎縮症	代謝系疾患
107	若年性特発性関節炎	免疫系疾患
304	若年発症型両側性感音難聴	耳鼻科系疾患
10	シャルコー・マリー・トゥース病	神経・筋疾患
11	重症筋無力症	神経・筋疾患
208	修正大血管転位症	循環器系疾患
177	ジュベール症候群関連疾患	神経・筋疾患
33	シュワルツ・ヤンペル症候群	神経・筋疾患
154	徐波睡眠期持続性棘徐波を示すてんかん性脳症	神経・筋疾患
138	神経細胞移動異常症	神経・筋疾患
125	神経軸索スフェロイド形成を伴う遺伝性びまん性白質脳症	神経・筋疾患
34	神経線維腫症	皮膚・結合組織疾患
121	神経フェリチン症	神経・筋疾患
9	神経有棘赤血球症	神経・筋疾患
5	進行性核上性麻痺	神経・筋疾患
272	進行性骨化性線維異形成症	骨・関節系疾患
25	進行性多巣性白質脳症	神経・筋疾患
308	進行性白質脳症	神経・筋疾患
309	進行性ミオクローヌスてんかん	神経・筋疾患
214	心室中隔欠損を伴う肺動脈閉鎖症	循環器系疾患
213	心室中隔欠損を伴わない肺動脈閉鎖症	循環器系疾患
157	スタージ・ウェーバー症候群	神経・筋疾患
38	スティーヴンス・ジョンソン症候群	皮膚・結合組織疾患

番号	疾患名	疾患分類
202	スミス・マギニス症候群	染色体または遺伝子に変化を伴う症候群
206	脆弱X症候群	染色体または遺伝子に変化を伴う症候群
205	脆弱X症候群関連疾患	染色体または遺伝子に変化を伴う症候群
54	成人スチル病	免疫系疾患
117	脊髄空洞症	神経・筋疾患
18	脊髄小脳変性症（多系統萎縮症を除く）	神経・筋疾患
118	脊髄髄膜瘤	神経・筋疾患
3	脊髄性筋萎縮症	神経・筋疾患
319	セピアプテリン還元酵素（SR）欠損症	代謝系疾患
328	前眼部形成異常	視覚系疾患
28	全身性アミロイドーシス	代謝系疾患
49	全身性エリテマトーデス	免疫系疾患
51	全身性強皮症	皮膚・結合組織疾患
310	先天異常症候群	染色体または遺伝子に変化を伴う症候群
294	先天性横隔膜ヘルニア	呼吸器系疾患
132	先天性核上性球麻痺	神経・筋疾患
330	先天性気管狭窄症／先天性声門下狭窄症	呼吸器系疾患
160	先天性魚鱗癬	皮膚・結合組織疾患
12	先天性筋無力症候群	神経・筋疾患
320	先天性グリコシルホスファチジルイノシトール（GPI）欠損症	神経・筋疾患
311	先天性三尖弁狭窄症	循環器系疾患
225	先天性腎性尿崩症	腎・泌尿器系疾患
282	先天性赤血球形成異常性貧血	血液系疾患
312	先天性僧帽弁狭窄症	循環器系疾患
139	先天性大脳白質形成不全症	神経・筋疾患
313	先天性肺静脈狭窄症	循環器系疾患

番号	疾患名	疾患分類
82	先天性副腎低形成症	内分泌系疾患
81	先天性副腎皮質酵素欠損症	内分泌系疾患
111	先天性ミオパチー	神経・筋疾患
130	先天性無痛無汗症	神経・筋疾患
253	先天性葉酸吸収不全	代謝系疾患
127	前頭側頭葉変性症	神経・筋疾患
147	早期ミオクロニー脳症	神経・筋疾患
207	総動脈管遺残症	循環器系疾患
293	総排泄腔遺残	消化器系疾患
292	総排泄腔外反症(がいはんしょう)	消化器系疾患
194	ソトス症候群	染色体または遺伝子に変化を伴う症候群
た行		
200	第 14 番染色体父親性(ちちおやせい)ダイソミー症候群	染色体または遺伝子に変化を伴う症候群
284	ダイアモンド・ブラックファン貧血	血液系疾患
7	大脳皮質基底核変性症	神経・筋疾患
326	大理石骨病(だいりせきこつびょう)	代謝系疾患
40	高安(たかやす)動脈炎	免疫系疾患
17	多系統萎縮症	神経・筋疾患
275	タナトフォリック骨異形成症	骨・関節系疾患
44	多発血管炎性肉芽腫(にくがしゅ)症	免疫系疾患
13	多発性硬化症／視神経脊髄炎	神経・筋疾患
67	多発性嚢胞(のうほう)腎	腎・泌尿器系疾患
188	多脾(たひ)症候群	染色体または遺伝子に変化を伴う症候群
261	タンジール病	代謝系疾患
210	単心室症	循環器系疾患
166	弾性線維性仮性黄色腫(おうしょくしゅ)	皮膚・結合組織疾患

番号	疾患名	疾患分類
296	胆道閉鎖症	消化器系疾患
305	遅発性内リンパ水腫	耳鼻科系疾患
105	チャージ症候群	染色体または遺伝子に変化を伴う症候群
134	中隔視神経形成異常症／ドモルシア症候群	視覚系疾患
39	中毒性表皮壊死(えし)症	皮膚・結合組織疾患
101	腸管神経節細胞僅少(きんしょう)症	消化器系疾患
172	低ホスファターゼ症	骨・関節系疾患
35	天疱瘡(てんぽうそう)	皮膚・結合組織疾患
123	禿頭(とくとう)と変形性脊椎症を伴う常染色体劣性白質脳症	神経・筋疾患
57	特発性拡張型心筋症	循環器系疾患
85	特発性間質性肺炎	呼吸器系疾患
27	特発性基底核石灰化症	神経・筋疾患
63	特発性血小板減少性紫斑病	血液系疾患
327	特発性血栓症（遺伝性血栓性素因によるものに限る）	血液系疾患
163	特発性後天性全身性無汗(むかん)症	皮膚・結合組織疾患
71	特発性大腿骨頭壊死症	骨・関節系疾患
331	特発性多中心性キャッスルマン病	血液系疾患
92	特発性門脈圧亢進症	消化器系疾患
140	ドラベ症候群	神経・筋疾患
な行		
268	中條(なかじょう)・西村(にしむら)症候群	免疫系疾患
174	那須(なす)・ハコラ病	染色体または遺伝子に変化を伴う症候群
276	軟骨無形成症	骨・関節系疾患
153	難治頻回(ひんかい)部分発作重積型急性脳炎	神経・筋疾患
295	乳幼児肝巨大血管腫	消化器系疾患
251	尿素サイクル異常症	代謝系疾患

番号	疾患名	疾患分類
195	ヌーナン症候群	染色体または遺伝子に変化を伴う症候群
315	ネイルパテラ症候群（爪膝蓋骨症候群）／LMX1B 関連腎症	腎・泌尿器系疾患
263	脳腱黄色腫症	代謝系疾患
122	脳表ヘモジデリン沈着症	神経・筋疾患
37	膿疱性乾癬（汎発型）	皮膚・結合組織疾患
299	嚢胞性線維症	消化器系疾患
は行		
6	パーキンソン病	神経・筋疾患
47	バージャー病	免疫系疾患
87	肺静脈閉塞症／肺毛細血管腫症	呼吸器系疾患
86	肺動脈性肺高血圧症	呼吸器系疾患
229	肺胞蛋白症（自己免疫性または先天性）	呼吸器系疾患
230	肺胞低換気症候群	呼吸器系疾患
91	バッド・キアリ症候群	消化器系疾患
8	ハンチントン病	神経・筋疾患
321	非ケトーシス型高グリシン血症	代謝系疾患
165	肥厚性皮膚骨膜症	染色体または遺伝子に変化を伴う症候群
114	非ジストロフィー性ミオトニー症候群	神経・筋疾患
124	皮質下梗塞と白質脳症を伴う常染色体優性脳動脈症	神経・筋疾患
58	肥大型心筋症	循環器系疾患
239	ビタミンＤ依存性くる病／骨軟化症	内分泌系疾患
238	ビタミンＤ抵抗性くる病／骨軟化症	骨・関節系疾患
314	左肺動脈右肺動脈起始症	循環器系疾患
128	ビッカースタッフ脳幹脳炎	神経・筋疾患
109	非典型溶血性尿毒症症候群	腎・泌尿器系疾患
290	非特異性多発性小腸潰瘍症	消化器系疾患

番号	疾患名	疾患分類
50	皮膚筋炎／多発性筋炎	免疫系疾患
36	表皮水疱症	皮膚・結合組織疾患
291	ヒルシュスプルング病（全結腸型または小腸型）	消化器系疾患
183	ファイファー症候群	染色体または遺伝子に変化を伴う症候群
215	ファロー四徴(しちょう)症	循環器系疾患
285	ファンコニ貧血	血液系疾患
15	封入体(ふうにゅうたい)筋炎	神経・筋疾患
240	フェニルケトン尿症	代謝系疾患
255	複合カルボキシラーゼ欠損症	代謝系疾患
235	副甲状腺機能低下症	内分泌系疾患
20	副腎白質ジストロフィー	代謝系疾患
237	副腎皮質刺激ホルモン不応症	内分泌系疾患
110	ブラウ症候群	免疫系疾患
193	プラダー・ウィリ症候群	染色体または遺伝子に変化を伴う症候群
23	プリオン病	神経・筋疾患
245	プロピオン酸血症	代謝系疾患
228	閉塞性細気管支炎	呼吸器系疾患
56	ベーチェット病	免疫系疾患
31	ベスレムミオパチー	神経・筋疾患
126	ペリー症候群	神経・筋疾患
234	ペルオキシソーム病（副腎白質ジストロフィーを除く）	代謝系疾患
136	片側巨脳症	神経・筋疾患
149	片側痙攣・片麻痺(へんまひ)・てんかん症候群	神経・筋疾患
323	芳香族(ほうこうぞく) L−アミノ酸脱炭酸酵素欠損症	代謝系疾患
62	発作性(ほっさせい)夜間ヘモグロビン尿症	血液系疾患
254	ポルフィリン症	代謝系疾患

番号	疾患名	疾患分類
ま行		
112	マリネスコ・シェーグレン症候群	神経・筋疾患
167	マルファン症候群	皮膚・結合組織疾患
14	慢性炎症性脱髄性(だつずいせい)多発神経炎／多巣性(たそうせい)運動ニューロパチー	神経・筋疾患
88	慢性血栓塞栓性肺高血圧症	呼吸器系疾患
270	慢性再発性多発性骨髄炎	骨・関節系疾患
99	慢性特発性偽性(ぎせい)腸閉塞症	消化器系疾患
142	ミオクロニー欠神(けっしん)てんかん	神経・筋疾患
143	ミオクロニー脱力発作を伴うてんかん	神経・筋疾患
21	ミトコンドリア病	代謝系疾患
264	無βリポタンパク血症	代謝系疾患
329	無虹彩症(むこうさいしょう)	視覚系疾患
189	無脾(むひ)症候群	染色体または遺伝子に変化を伴う症候群
244	メープルシロップ尿症	代謝系疾患
324	メチルグルタコン酸尿症	代謝系疾患
246	メチルマロン酸血症	代謝系疾患
133	メビウス症候群	神経・筋疾患
169	メンケス病	代謝系疾患
90	網膜色素(もうまくしきそ)変性症	視覚系疾患
22	もやもや病	神経・筋疾患
178	モワット・ウィルソン症候群	染色体または遺伝子に変化を伴う症候群
や行		
196	ヤング・シンプソン症候群	染色体または遺伝子に変化を伴う症候群
148	遊走性(ゆうそうせい)焦点発作を伴う乳児てんかん	神経・筋疾患
ら行		
19	ライソゾーム病	代謝系疾患

番号	疾患名	疾患分類
151	ラスムッセン脳炎	神経・筋疾患
155	ランドウ・クレフナー症候群	神経・筋疾患
252	リジン尿性蛋白不耐症	代謝系疾患
216	両大血管右室起始症	循環器系疾患
277	リンパ管腫症／ゴーハム病	呼吸器系疾患
89	リンパ脈管筋腫症	呼吸器系疾患
162	類天疱瘡（後天性表皮水疱症を含む）	皮膚・結合組織疾患
102	ルビンシュタイン・テイビ症候群	染色体または遺伝子に変化を伴う症候群
302	レーベル遺伝性視神経症	視覚系疾患
259	レシチンコレステロールアシルトランスフェラーゼ欠損症	代謝系疾患
156	レット症候群	神経・筋疾患
144	レノックス・ガストー症候群	神経・筋疾患
186	ロスムンド・トムソン症候群	染色体または遺伝子に変化を伴う症候群
273	肋骨異常を伴う先天性側彎症	骨・関節系疾患

2019年度中に
「膠様滴状角膜ジストロフィー」と
「ハッチンソン・ギルフォード症候群」の
追加が予定されています

あわせて
333疾患！
ゾロ目ですね

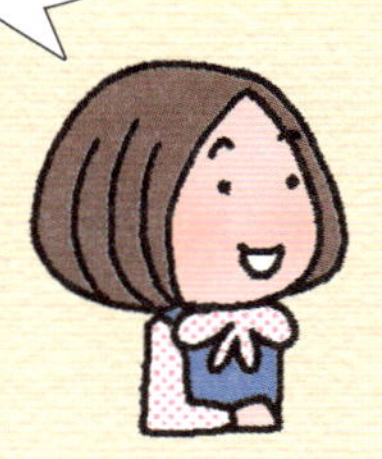

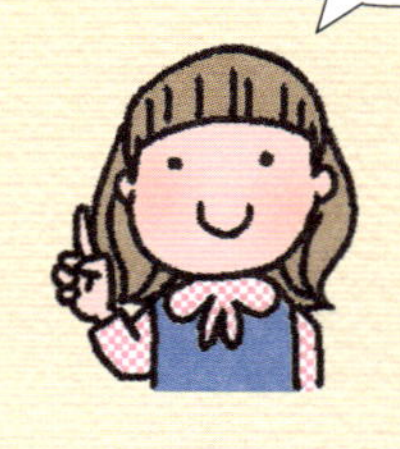

付録②

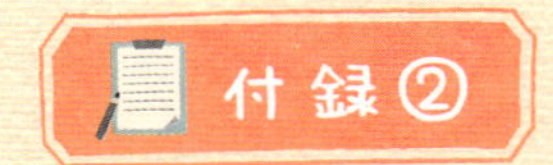

注意が必要な公費に関するレセプト

もし点数が変わっても
考え方は同じです

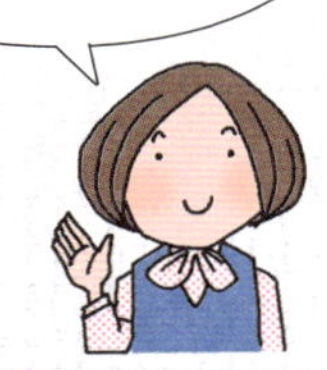

公費に関するレセプトを作成する際に大事なのは、負担割合を理解すること。あとはルールに従って計算するだけ……とはいっても初心者には落とし穴が少なくありません。ここでは特に注意が必要なレセプトの記入例をポイントとともに紹介します。

※記入例の点数はすべて2019年2月時点のものです

記入例①

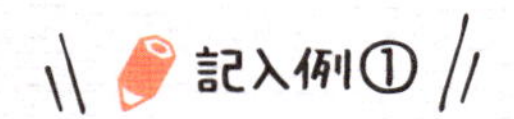

法別番号10　公費（結核一般医療）＋医療保険の併用例

事例

通院（70歳未満・3割負担・結核対象と対象外の疾病での受診）の場合

①保険給付：17,280円

②公費負担：3,200円

③患者自己負担：4,210円

負担額の計算方法

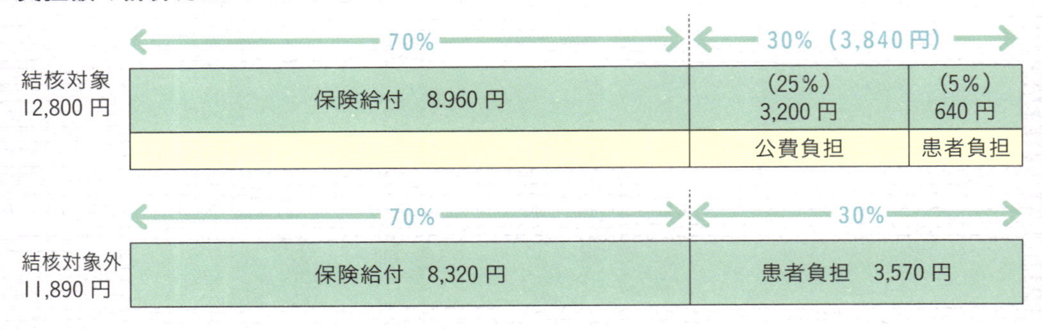

レセプトの記入例【法別番号10と医療保険を併用した場合】

診察報酬明細書（医科入院外）1 社　平成 30 年 10 月分　　県番○○医○○○○○○○

1 医療	1 社	2 併用	2 家外	

市町村		老人受	
公負①	1 0 ○○○○○○	公受①	○○○○○○○
公負②		公受②	

保険者番号	○ ○ ○ ○ ○ ○ ○ ○
記号・番号	○○○○○○

氏名	1 男 ②女 1 明 2 大 ③昭 4 平 ・ ・ 生	特記事項	保健医療機関の所在地及び名称
職務上の事由			（ 床）

傷病名	診療開始日	転帰	治癒	死亡	中止	診療実日数		
(1) 肺結核（r Ⅲ 1 + rH）	(1) 30 年 8 月 2 日				15	保	4	日
(2) 肝炎の疑い	(2) 30 年 10 月 10 日					①		
						②		日

区分	項目	回数	点数	公費分点数
11	初診	回		
12 再診	再診	9 × 4 回	296	
	外来管理加算	× 4 回	208	
	時間外	× 回		
	休日	× 回		
	深夜	× 回		
13	医学管理		463	
14 在宅	往診	回		
	夜間	回		
	深夜・緊急	回		
	在宅患者訪問診療	回		
	その他			
	薬剤			
20 投薬	21 内服薬剤	84 単	476	476
	内服調剤	9 × 2 回	18	18
	22 屯服薬剤	単		
	23 外用薬剤	単		
	外用調剤	6 × 回		
	25 処方	× 2 回	120	120
	26 麻毒	回		
	27 調基			
30 注射	31 皮下筋肉内	回		
	32 静脈内	回		
	33 その他	回		
40 処	処置	回		
	薬剤			
50 手	手術・麻酔	回		
	薬剤			
60 検	検査	9 回	678	204
	薬剤			
70 画	画像診断	1 回	210	210
	薬剤			
80 他	処方せん	回		
	その他			
	薬剤			

区分	摘要	点数 × 回数
(12)	＊再診	
	時間外対応加算 1	
	明細書発行体制等加算	74 × 4
	＊外来管理加算	52 × 4
(13)	＊特定疾患療養管理料	225 × 2
	＊薬剤情報提供料	
	手帳記載加算	13 × 1
(21)	＊イスコチン錠 100mg 3T	3 × 28
	＊リファジンカプセル 150mg 3C	8 × 28
	＊エブトール 125mg 錠 6T	6 × 28
(25)	＊特定疾患処方管理加算	18 × 2
(60)	＊喀痰抗酸菌分離培養	204 × 1
	＊尿一般	26 × 1
	＊末梢血液一般、末梢血液像（鏡検法）	46 × 1
	＊ AST、ALT	34 × 1
	＊外来迅速検体検査加算	30 × 1
	＊血液採取（静脈）B－V	25 × 2
	＊血液学的検査判断料	125 × 1
	＊生化学検査（Ⅰ）判断料	144 × 1
(70)	＊胸部単純 XP 1 回撮影	
	電子画像管理加算	210 × 1

療養の給付		請求点	決定点	一部負担金額
	保険	2,469		
	①	1,280		
	②			

※高額	円	※公	点	※公	点

実日数が異なるときに記入

公費対象のものにアンダーラインをつけます

診療全体分

公費分の点数のみ記載します

付録 ① ② ③

記入例②

法別番号 10＋12 公費（結核一般医療）＋公費（生活保護）の併用例①

事例

通院（70歳未満・3割負担・結核対象と結核対象外の疾病での受診）の場合

①結核公費：7,830 円

②生活保護：9,540 円

③患者自己負担：0 円

負担額の計算方法

法別番号10

95%　5%

結核対象 8,240 円

結核公費　7,830 円	生活保護 410 円

法別番号12

100%

結核対象外 9,130 円

生活保護　9,130 円

もう少し
ゆっくり
お願いします

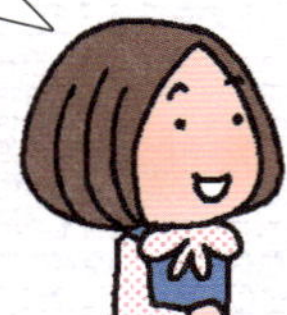

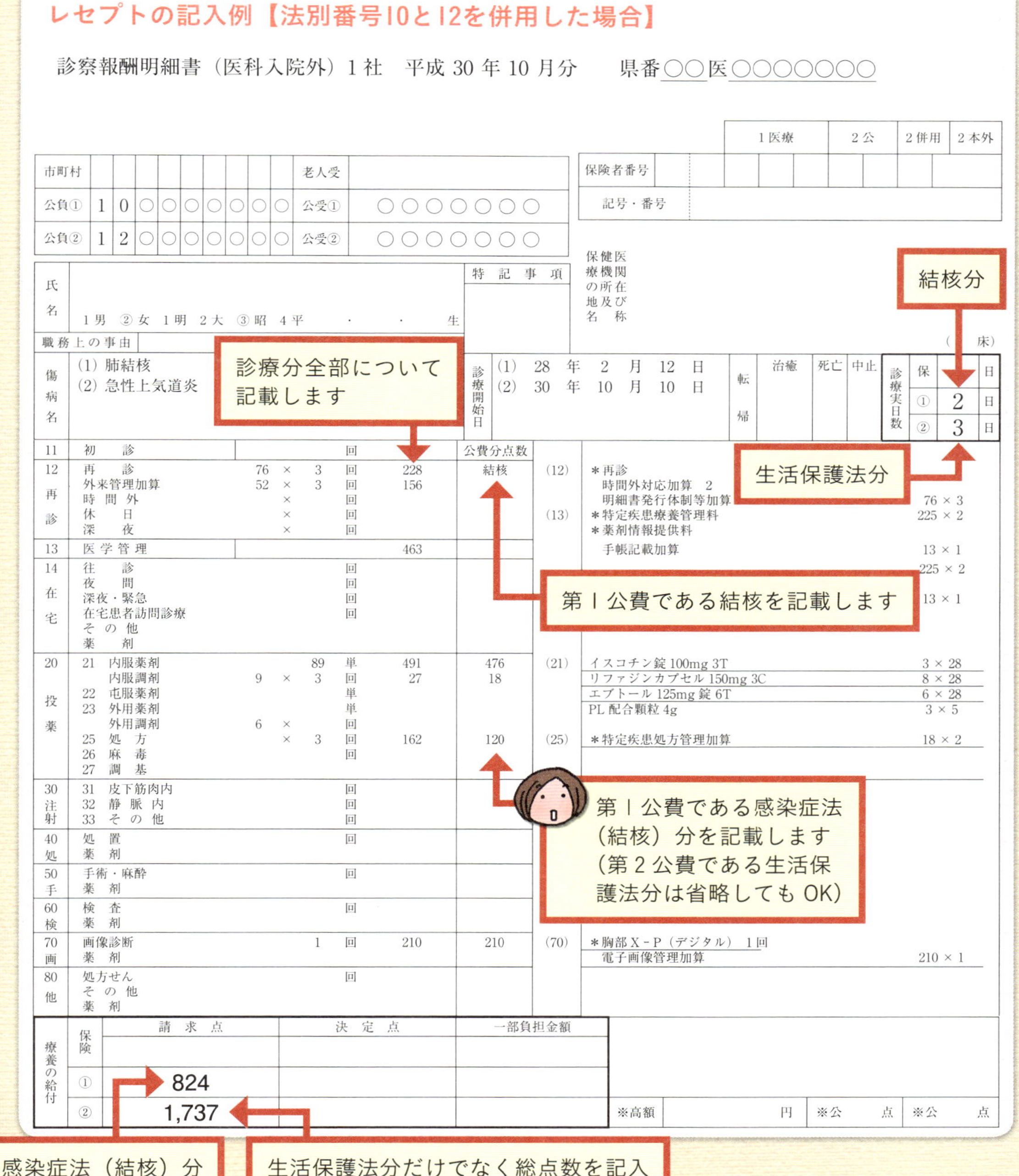

レセプトの記入例【法別番号10と12を併用した場合】

診察報酬明細書（医科入院外）1社　平成 30 年 10 月分　県番○○医○○○○○○○

1医療	2公	2併用	2本外

市町村		老人受	
公負①	1 0 ○○○○○○○	公受①	○○○○○○○
公負②	1 2 ○○○○○○○	公受②	○○○○○○○

保険者番号

記号・番号

氏名　1男 ②女 1明 2大 ③昭 4平 ・ ・ 生

特記事項

保健医療機関の所在地及び名称

（ 床）

職務上の事由

傷病名　(1) 肺結核　(2) 急性上気道炎

診療開始日　(1) 28 年 2 月 12 日　(2) 30 年 10 月 10 日

転帰　治癒　死亡　中止

診療実日数　保 日　① 2 日　② 3 日

区分	項目	回数・単位	点数	公費分点数
11	初診	回		
12 再診	再診	76 × 3 回	228	結核
	外来管理加算	52 × 3 回	156	
	時間外	× 回		
	休日	× 回		
	深夜	× 回		
13	医学管理		463	
14 在宅	往診	回		
	夜間	回		
	深夜・緊急	回		
	在宅患者訪問診療	回		
	その他			
	薬剤			
20 投薬	21 内服薬剤	89 単	491	476
	内服調剤	9 × 3 回	27	18
	22 屯服薬剤	単		
	23 外用薬剤	単		
	外用調剤	6 × 回		
	25 処方	× 3 回	162	120
	26 麻毒	回		
	27 調基			
30 注射	31 皮下筋肉内	回		
	32 静脈内	回		
	33 その他	回		
40 処	処置	回		
	薬剤			
50 手	手術・麻酔	回		
	薬剤			
60 検	検査	回		
	薬剤			
70 画	画像診断	1 回	210	210
	薬剤			
80 他	処方せん	回		
	その他			
	薬剤			

(12) ＊再診
時間外対応加算 2
明細書発行体制等加算　76 × 3
(13) ＊特定疾患療養管理料　225 × 2
＊薬剤情報提供料
手帳記載加算　13 × 1
225 × 2
13 × 1

(21) イスコチン錠 100mg 3T　3 × 28
リファジンカプセル 150mg 3C　8 × 28
エブトール 125mg 錠 6T　6 × 28
PL 配合顆粒 4g　3 × 5

(25) ＊特定疾患処方管理加算　18 × 2

(70) ＊胸部X-P（デジタル） 1回
電子画像管理加算　210 × 1

療養の給付	請求点	決定点	一部負担金額
保険			
①	824		
②	1,737		

※高額　円　※公　点　※公　点

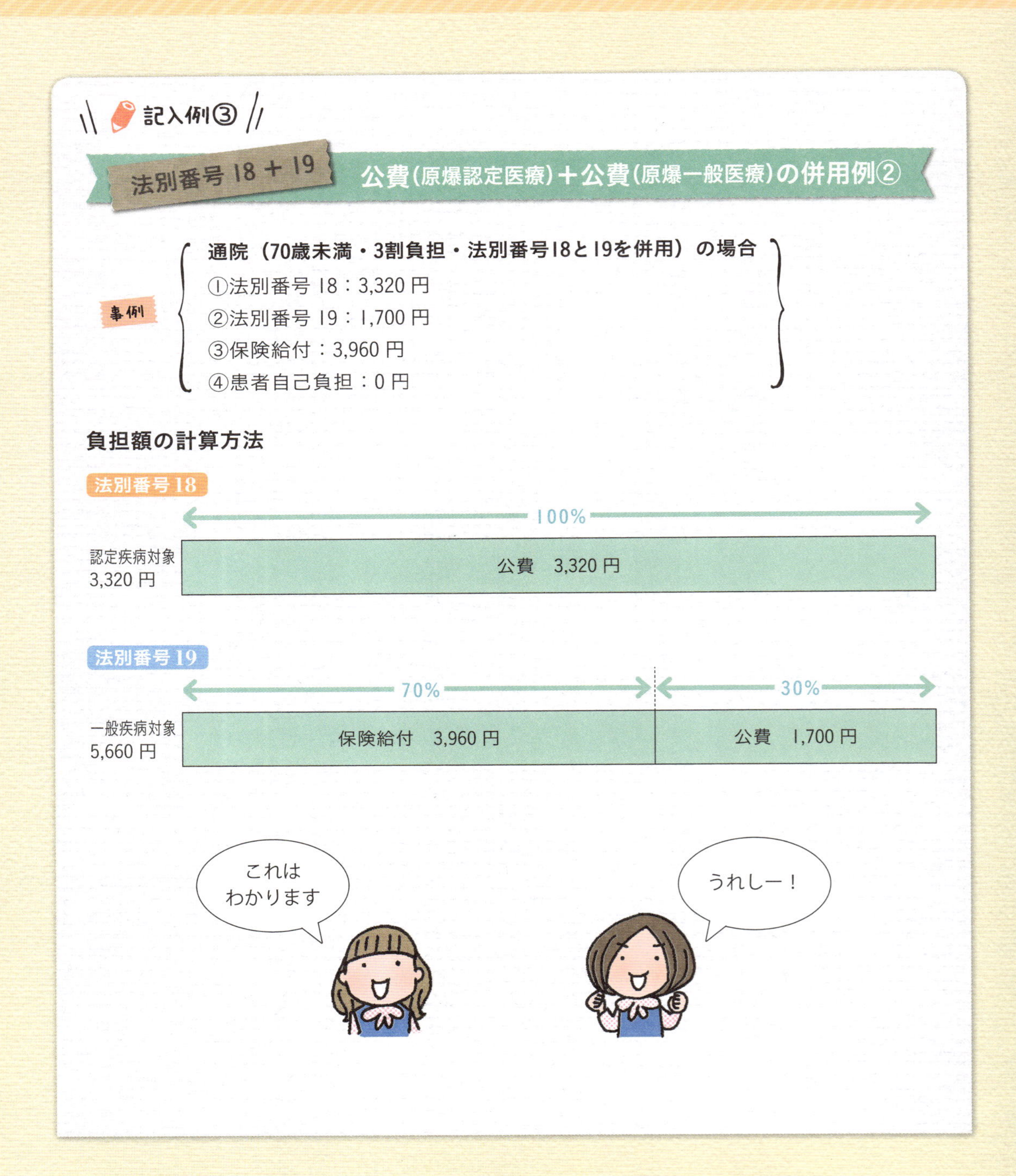
記入例③
法別番号 18＋19
公費（原爆認定医療）＋公費（原爆一般医療）の併用例②
事例
通院（70歳未満・3割負担・法別番号18と19を併用）の場合
①法別番号 18：3,320 円
②法別番号 19：1,700 円
③保険給付：3,960 円
④患者自己負担：0 円
負担額の計算方法
法別番号 18
100%
認定疾病対象 3,320 円
公費　3,320 円
法別番号 19
70%
30%
一般疾病対象 5,660 円
保険給付　3,960 円
公費　1,700 円
これは わかります
うれしー！

レセプトの記入例【法別番号18と19を併用した場合】

診察報酬明細書（医科入院外）1 社　平成 30 年 10 月分　　県番〇〇 医〇〇〇〇〇〇〇

	1 医療	1 社	3 併用	2 本外

市町村									老人受	
公負①	1	8	〇	〇	〇	〇	〇	〇	公受①	〇〇〇〇〇〇〇
公負②	1	9	〇	〇	〇	〇	〇	〇	公受②	〇〇〇〇〇〇〇

保険者番号	〇〇〇〇〇〇〇〇
記号・番号	〇〇〇

氏名　1 男　② 女　1 明　2 大　③ 昭　4 平　・　・　生

特記事項

保健医療機関の所在地及び名称

職務上の事由

傷病名	診療開始日	転帰
(1) 白血球減少症	(1) 30 年 9 月 30 日	
(2) 胆のう炎	(2) 30 年 10 月 8 日	
(3) 高脂血症	(3) 30 年 10 月 8 日	

治癒　死亡　中止

診療実日数		
保	2	日
①		日
②		日

区分	項目	回数等	点数	公費分点数（第1）	公費分点数（第2）
11	初診	回			
12 再診	再診	72 × 2 回	144	144	
	外来管理加算	52 × 1 回	52	52	
	時間外	× 回			
	休日	× 回			
	深夜	× 回			
13	医学管理		463		
14 在宅	往診	回			
	夜間	回			
	深夜・緊急	回			
	在宅患者訪問診療	回			
	その他				
	薬剤				
20 投薬	21 内服薬剤	単			
	内服調剤	× 回			
	22 屯服薬剤	単			
	23 外用薬剤	単			
	外用調剤	× 回			
	25 処方	× 回			
	26 麻毒	回			
	27 調基				
30 注射	31 皮下筋肉内	回			
	32 静脈内	回			
	33 その他	回			
40 処	処置	回			
	薬剤				
50 手	手術・麻酔	回			
	薬剤				
60 検	検査	1 回	530		530
	薬剤				
70 画	画像診断	回			
	薬剤				
80 他	処方せん	2 回	172	136	36
	その他				
	薬剤				

(12)　＊再診　72 × 2
　　　＊外来管理加算　52 × 1

(60)　＊超音波　530 × 1

(80)　＊処方せん料　68 × 2
　　　＊特定疾患処方管理加算　18 × 2

療養の給付	請求点	決定点	一部負担金額
保険	898		
①	332		
②	566		

※高額　円　※公　点　※公　点

診療実日数の「公費①」「公費②」欄は医保分日数と異なる場合に記入します

認定医療分を明確にするため対象項目にアンダーラインを引きます

公費分点数欄の左に第１公費分（認定医療）、右に第２公費分（一般疾病医療）の点数を記載します

請求点数はそれぞれ公費①と公費②に分けて記載します

記入例④

法別番号 12＋21　公費（生活保護）＋公費（自立支援医療）の併用例③

事例

通院（70歳未満・3割負担・法別番号12と21を併用）の場合
①精神通院医療：7,980 円
②生活保護；4,750 円

負担額の計算方法

法別番号21

100%

精神通院対象 7,980 円	精神通院医療費　7,980 円

法別番号12

100%

精神通院対象外 4,750 円	生活保護　4,750 円

point

生活保護と精神通院医療を併用する場合、精神通院医療が優先され、全額精神通院医療の負担となるため、全点数が法別番号21の対象となる場合は法別21の単独レセプトで請求します。

第２公費に「12」の番号を入れないこと！

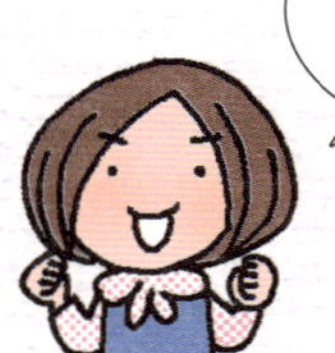

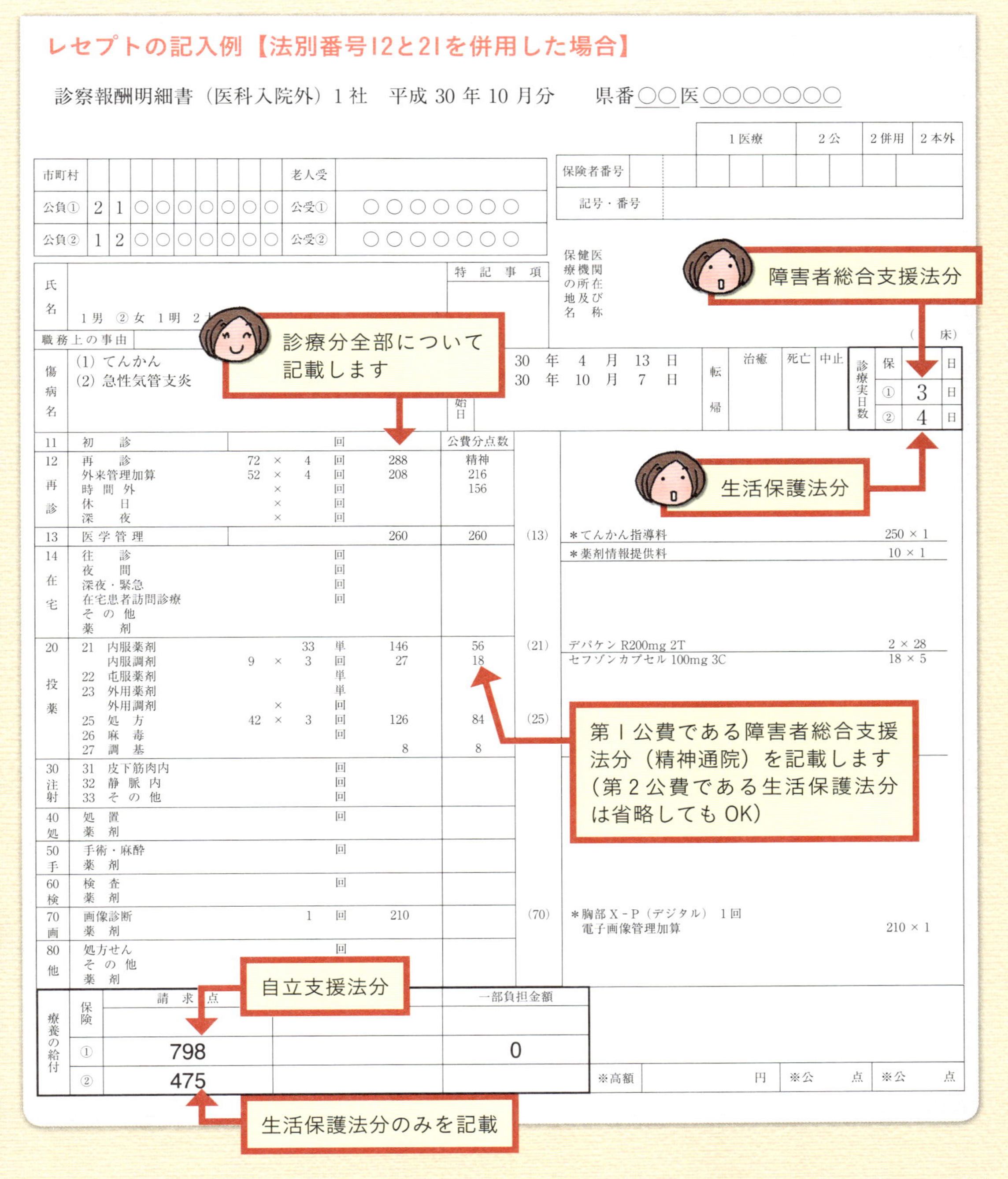

レセプトの記入例【法別番号12と21を併用した場合】

診察報酬明細書（医科入院外）1社　平成30年10月分　県番○○医○○○○○○○○

1医療	2公	2併用	2本外

市町村		老人受	
公負①	2 1 ○○○○○○○	公受①	○○○○○○○
公負②	1 2 ○○○○○○○	公受②	○○○○○○○

保険者番号

記号・番号

氏名　1男　②女　1明　2

特記事項

保健医療機関の所在地及び名称

職務上の事由

傷病名
(1) てんかん
(2) 急性気管支炎

診療開始日　30年4月13日／30年10月7日

転帰　治癒　死亡　中止

診療実日数	
保	日
①	3 日
②	4 日

区分	項目			点数	公費分点数
11	初診		回		
12 再診	再診	72 × 4	回	288	精神
	外来管理加算	52 × 4	回	208	216
	時間外	×	回		156
	休日	×	回		
	深夜	×	回		
13	医学管理			260	260
14 在宅	往診		回		
	夜間		回		
	深夜・緊急		回		
	在宅患者訪問診療		回		
	その他				
	薬剤				
20 投薬	21 内服薬剤	33	単	146	56
	内服調剤	9 × 3	回	27	18
	22 屯服薬剤		単		
	23 外用薬剤		単		
	外用調剤	×	回		
	25 処方	42 × 3	回	126	84
	26 麻毒		回		
	27 調基			8	8
30 注射	31 皮下筋肉内		回		
	32 静脈内		回		
	33 その他		回		
40 処	処置		回		
	薬剤				
50 手	手術・麻酔		回		
	薬剤				
60 検	検査		回		
	薬剤				
70 画	画像診断	1	回	210	
	薬剤				
80 他	処方せん		回		
	その他				
	薬剤				

(13) ＊てんかん指導料　250 × 1
＊薬剤情報提供料　10 × 1

(21) デパケン R200mg 2T　2 × 28
セフゾンカプセル 100mg 3C　18 × 5

(25)

(70) ＊胸部X－P（デジタル）1回
電子画像管理加算　210 × 1

療養の給付	請求点		一部負担金額
保険			
①	798		0
②	475		

※高額　円　※公　点　※公　点

付録
①
②
③

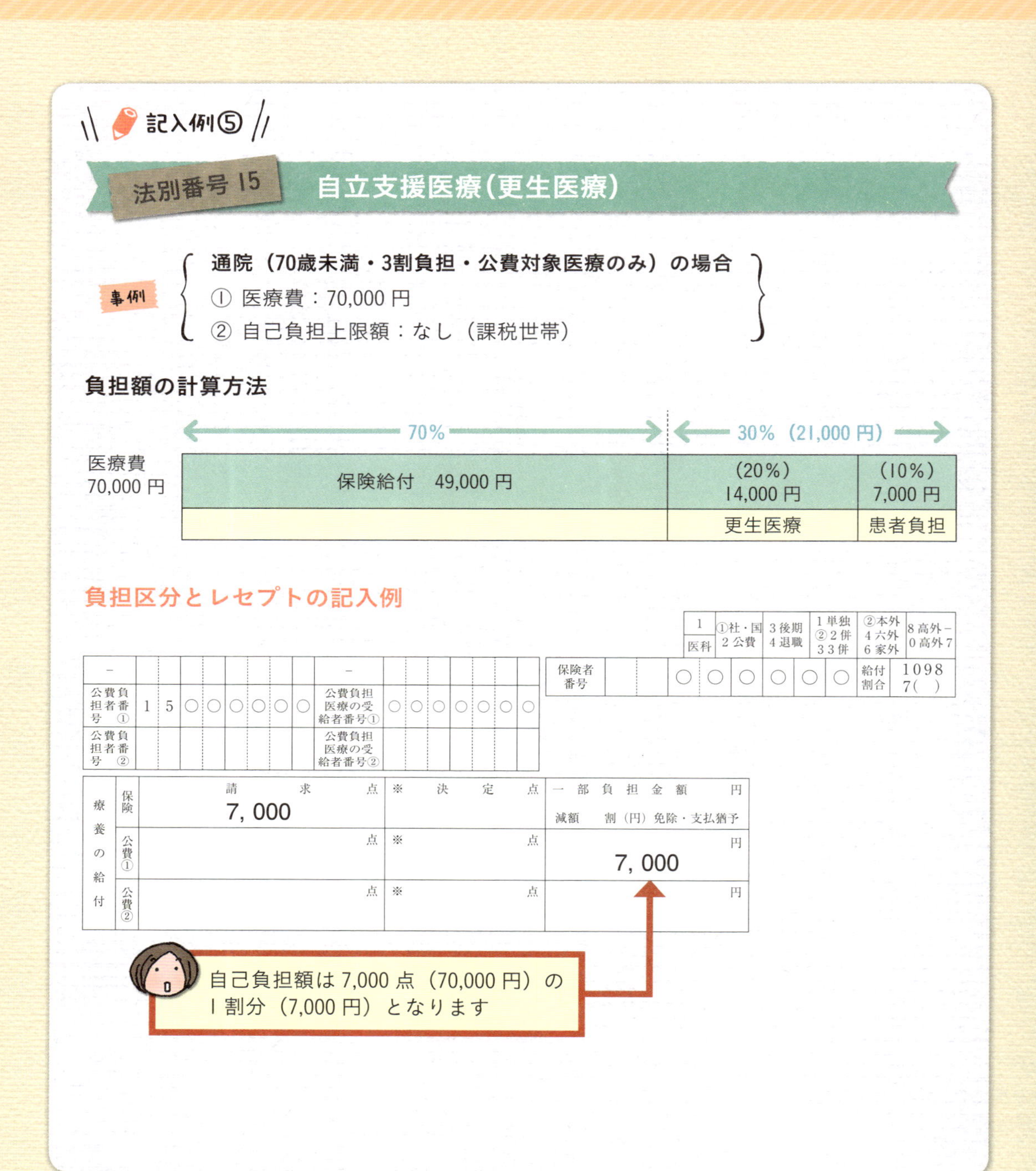

記入例⑤

法別番号 15　自立支援医療（更生医療）

事例

通院（70歳未満・3割負担・公費対象医療のみ）の場合
① 医療費：70,000 円
② 自己負担上限額：なし（課税世帯）

負担額の計算方法

医療費 70,000 円	70%	30%（21,000 円）	
	保険給付　49,000 円	（20%）14,000 円	（10%）7,000 円
		更生医療	患者負担

負担区分とレセプトの記入例

1 医科	①社・国 2 公費	3 後期 4 退職	1 単独 ②2 併 3 3 併	②本外 4 六外 6 家外	8 高外一 0 高外 7

保険者番号			○	○	○	○	○	○	給付割合	10 9 8 7（ ）

公費負担者番号①	1	5	○	○	○	○	○	○	公費負担医療の受給者番号①	○	○	○	○	○	○	○
公費負担者番号②									公費負担医療の受給者番号②							

療養の給付	請求 点	※決定 点	一部負担金額 円
保険	7,000		減額 割（円）免除・支払猶予
公費①	点	※ 点	7,000 円
公費②	点	※ 点	円

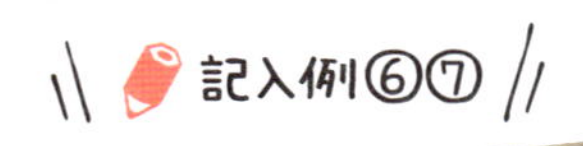

法別番号 18・19　原爆認定医療と原爆一般医療のレセプトの違い

事例
70歳未満・国民健康保険・法別番号18のみまたは19のみの場合
① 医療費：4,700 円
② 患者自己負担：0 円

負担額の計算方法

法別番号 18

医療費 4,700 円	100%
	公費　4,700 円

レセプトの記入例

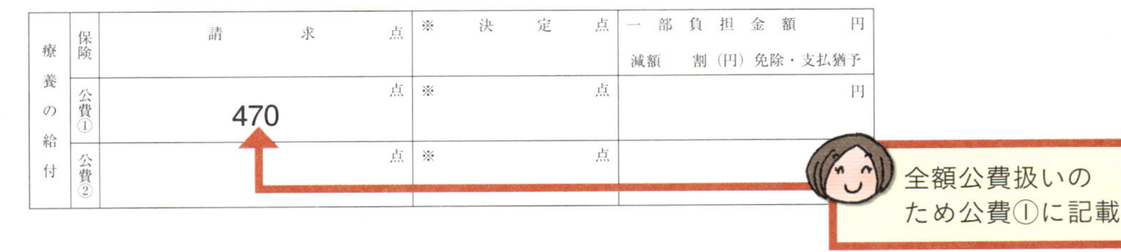

療養の給付		請求 点	※決定 点	一部負担金額 円 減額 割（円）免除・支払猶予
	保険			
	公費①	470		
	公費②			

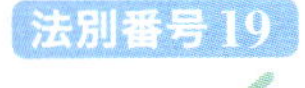

医療費 4,700 円	70%	30%
	保険給付　3,290 円	公費負担　1,410 円

レセプトの記入例

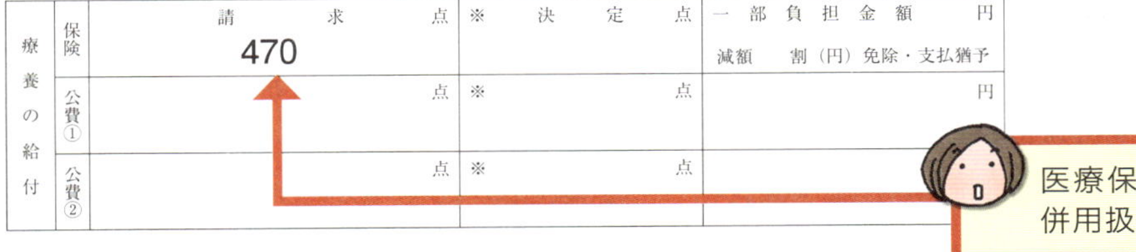

療養の給付		請求 点	※決定 点	一部負担金額 円 減額 割（円）免除・支払猶予
	保険	470		
	公費①			
	公費②			

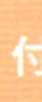

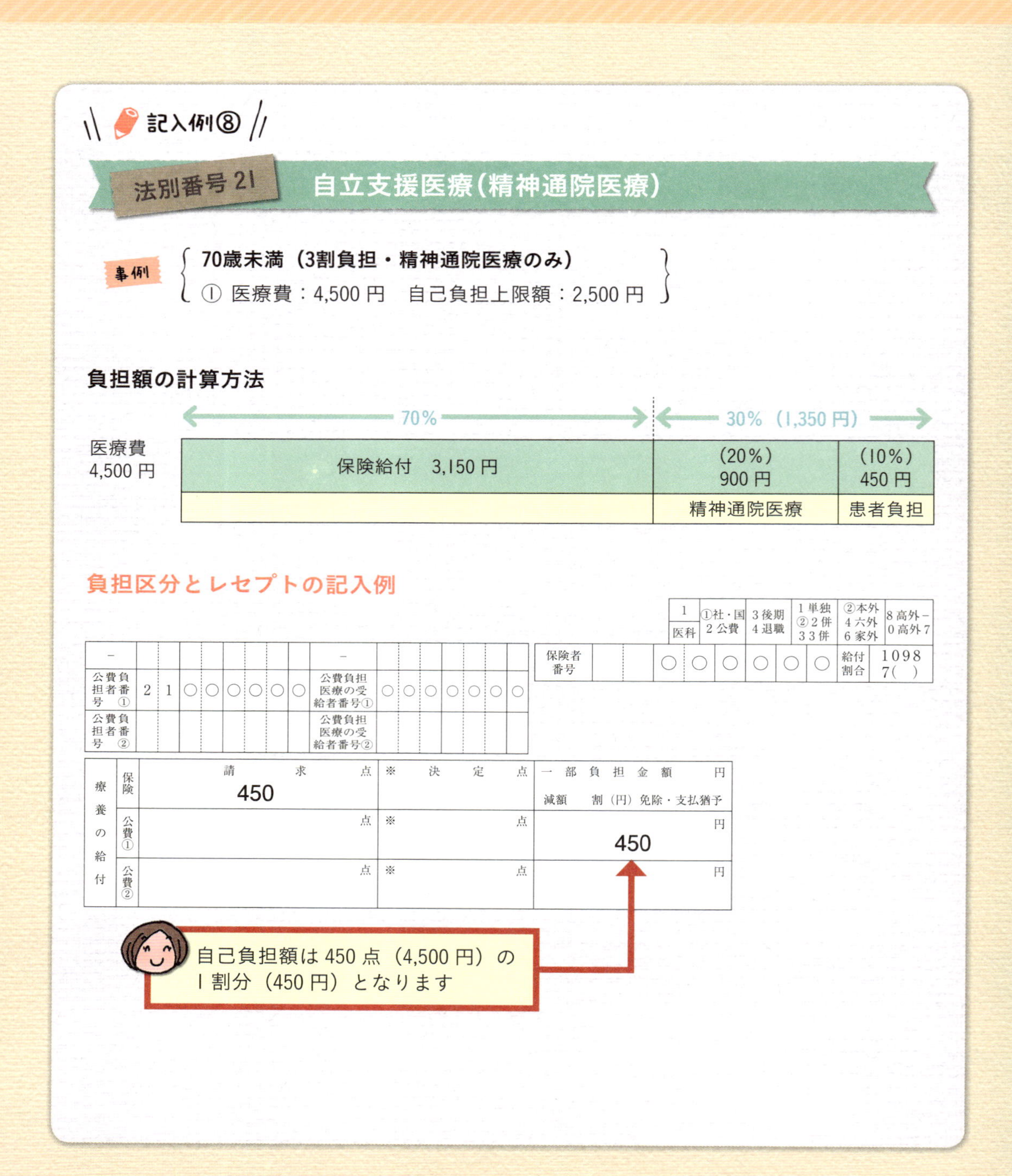

記入例⑧

法別番号21　自立支援医療（精神通院医療）

事例

70歳未満（3割負担・精神通院医療のみ）
① 医療費：4,500円　自己負担上限額：2,500円

負担額の計算方法

医療費 4,500円	70%	30%（1,350円）	
	保険給付　3,150円	（20%）900円	（10%）450円
		精神通院医療	患者負担

負担区分とレセプトの記入例

1 医科	①社・国 2公費	3後期 4退職	1単独 ②2併 3 3併	②本外 4六外 6家外	8高外－ 0高外7

保険者番号			○	○	○	○	○	○	給付割合	10 9 8 7（ ）

公費負担者番号①	2	1	○	○	○	○	○	○	公費負担医療の受給者番号①	○	○	○	○	○	○	○
公費負担者番号②									公費負担医療の受給者番号②							

療養の給付		請求　点	※決定　点	一部負担金額　円
	保険	450		減額　割（円）免除・支払猶予
	公費①	点	※　点	450 円
	公費②	点	※　点	円

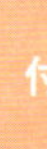

付録

①
②
③

記入例⑨

法別番号21　自立支援医療（精神通院医療）＋一般疾病

事例

70歳未満（3割負担・精神通院医療＋一般疾病）の場合

① 医療費：80,000円（精神通院医療72,000円、一般疾病8,000円）

② 自己負担上限額：5,000円（非課税世帯）

負担額の計算方法

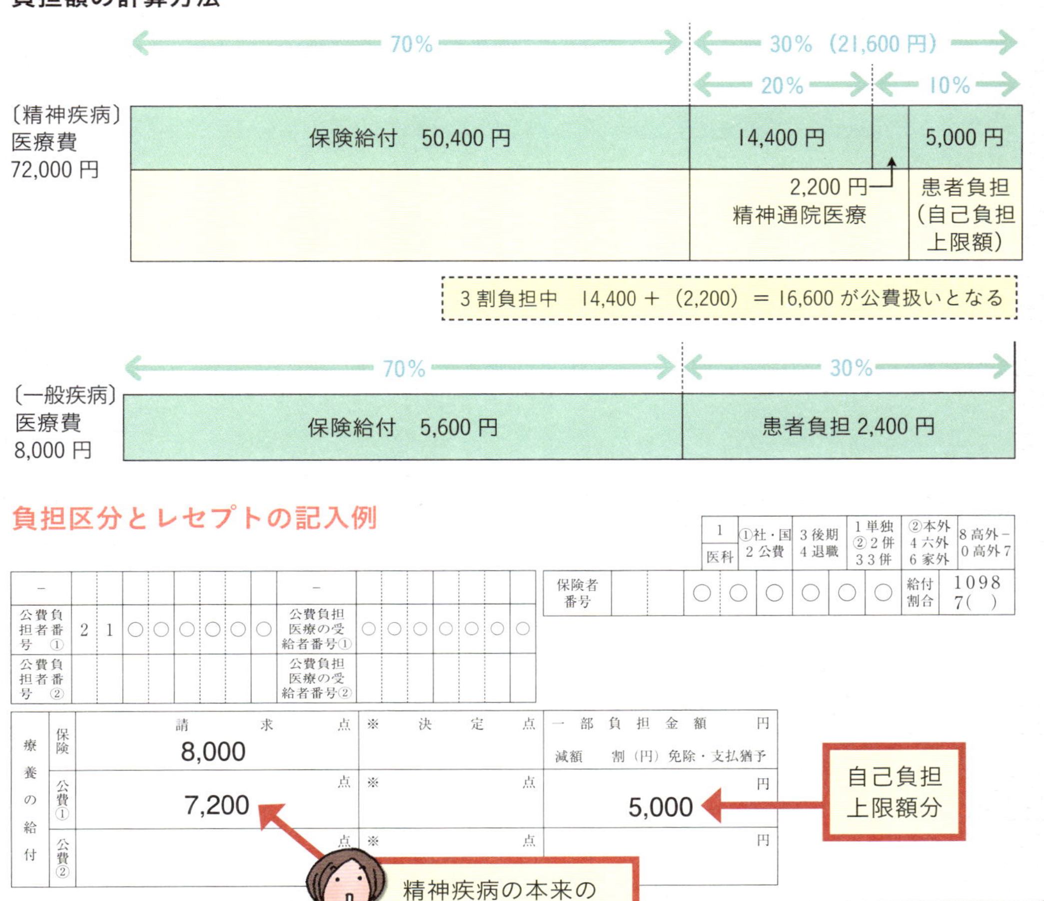

1 医科	①社・国 2 公費	3 後期 4 退職	1 単独 ②2 併 3 3 併	②本外 4 六外 6 家外	8 高外－ 0 高外7

保険者番号		○○○○○○	給付割合	10 9 8 7（ ）

公費負担者番号①	2 1 ○○○○○○	公費負担医療の受給者番号①	○○○○○○○
公費負担者番号②		公費負担医療の受給者番号②	

療養の給付	請求 点	※決定 点	一部負担金額 円
保険	8,000		減額　割（円）免除・支払猶予
公費①	7,200		5,000
公費②			

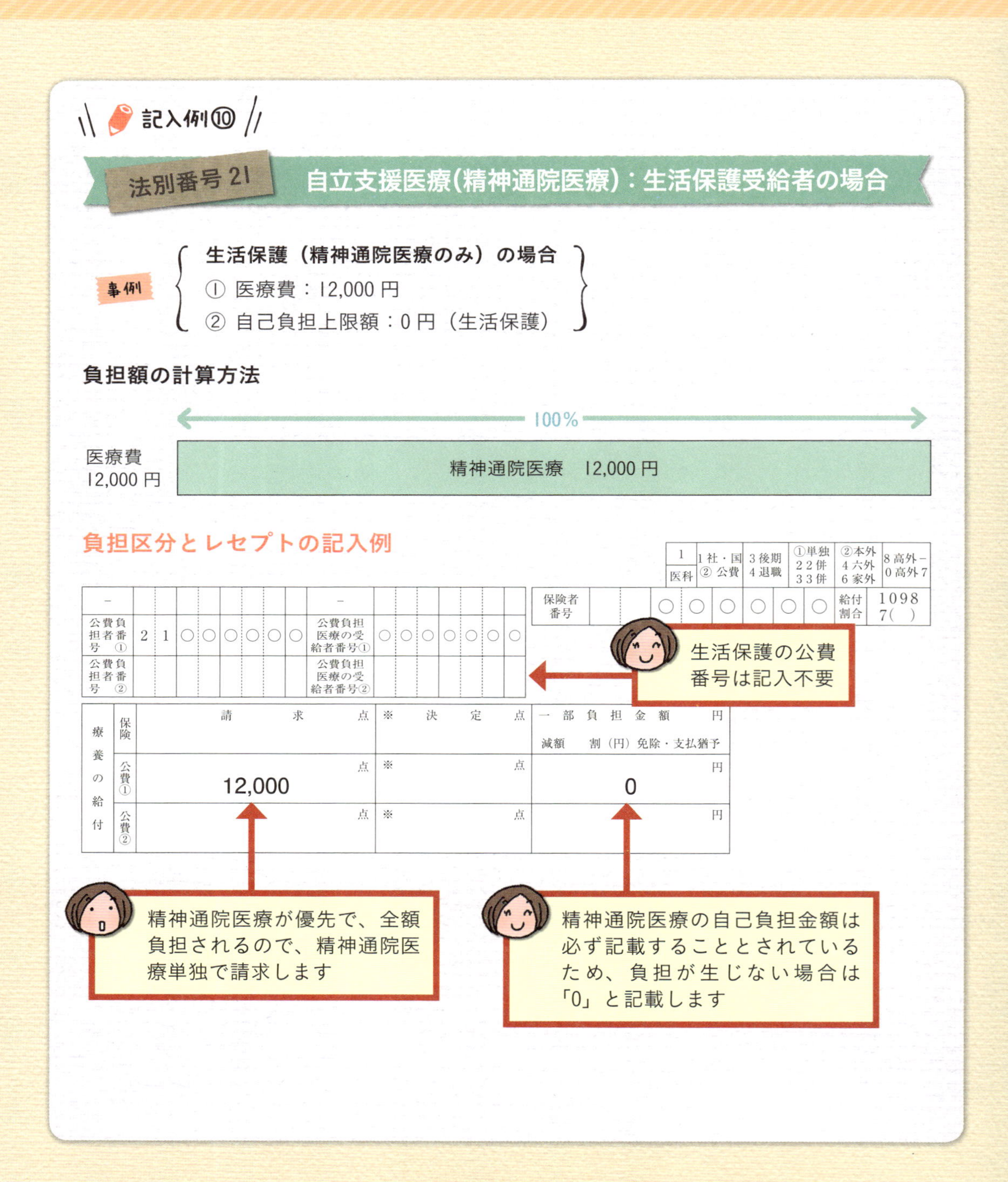

記入例⑩

法別番号 21　自立支援医療（精神通院医療）：生活保護受給者の場合

事例
- 生活保護（精神通院医療のみ）の場合
- ① 医療費：12,000 円
- ② 自己負担上限額：0 円（生活保護）

負担額の計算方法

負担区分とレセプトの記入例

1 医科	1 社・国 ② 公費	3 後期 4 退職	①単独 2 2併 3 3併	②本外 4 六外 6 家外	8 高外－ 0 高外7

保険者番号			○	○	○	○	○	○	給付割合	1098 7( )

－									－							
公費負担者番号①	2	1	○	○	○	○	○	○	公費負担医療の受給者番号①	○	○	○	○	○	○	○
公費負担者番号②									公費負担医療の受給者番号②							

療養の給付		請求　点	※決定　点	一部負担金額　円
	保険			減額　割（円）免除・支払猶予
	公費①	12,000	※	0
	公費②		※	

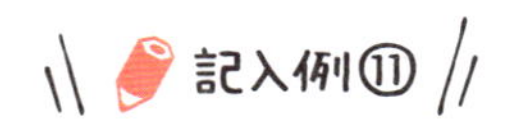

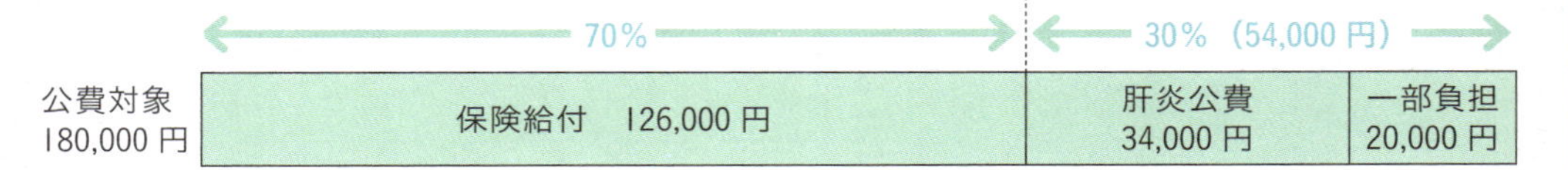

事例

事例70歳未満（３割負担）ですべてが肝炎治療対象医療の場合

① 国保の被保険者
② 所得区分：世帯の市町村民税 23 万 5,000 円以上
③ 肝炎治療の自己負担限度額：入院外 20,000 円
④ 肝炎治療対象医療費：180,000 円

負担額の計算方法

70%　　30%（54,000 円）

公費対象 180,000 円	保険給付　126,000 円	肝炎公費 34,000 円	一部負担 20,000 円

負担区分とレセプトの記入例

1 医科	①社・国 2 公費	3 後期 4 退職	1 単独 ②2 併 3 3 併	②本外 4 六外 6 家外	8 高外－ 0 高外 7

保険者番号			○	○	○	○	○	○	給付割合	1098 7( )

									公費負担医療の受給者番号							
公費負担者番号①	3	8	○	○	○	○	○	○	公費負担医療の受給者番号①	○	○	○	○	○	○	○
公費負担者番号②									公費負担医療の受給者番号②							

療養の給付		請求 点	※ 決定 点	一部負担金額 円
	保険	18,000		減額 割（円）免除・支払猶予
	公費①	点	※ 点	20,000 円
	公費②	点	※ 点	円

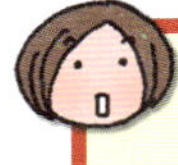

医療保険との併用分レセプトにおける肝炎治療に係る公費①の一部負担金額欄の記載は、肝炎治療対象医療に係る自己負担額（この場合３割）が自己負担限度額に満たない場合は、１円単位で記載します。実際に患者さんから徴収する金額は 10 円未満を四捨五入した金額です

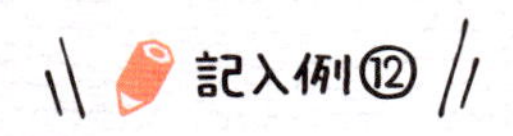

法別番号 52　小児慢性特定疾病に関する助成

事例

18歳未満（3割負担）ですべてが小児慢性特定疾病の場合

①1日目の医療費：8,500円＋調剤：3,000円
②2日目の医療費：8,000円
③小児慢性特定疾病の自己負担限度額：2,500円

負担額の計算方法

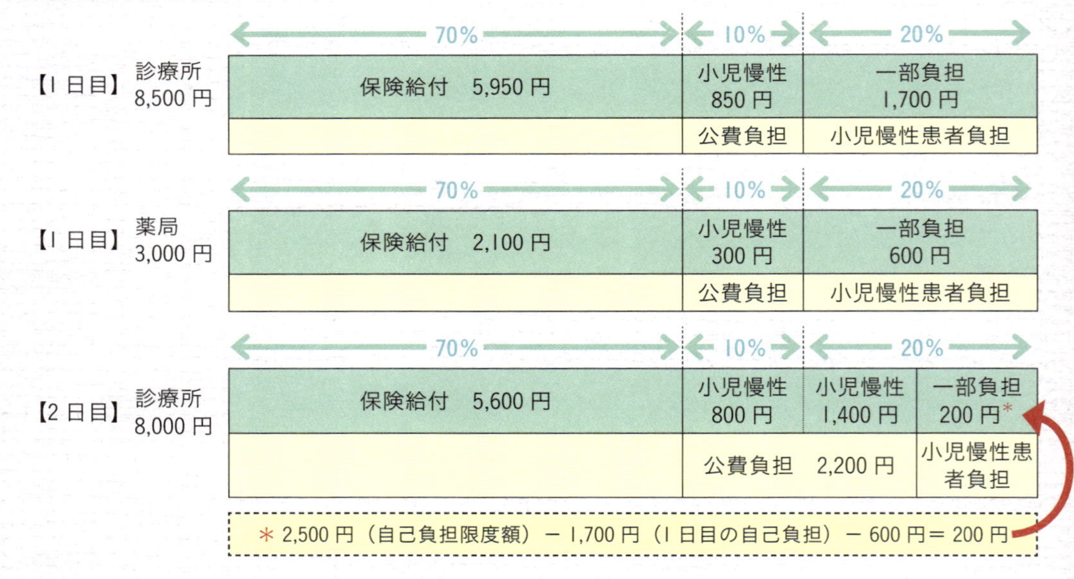

負担区分とレセプトの記入例

療養の給付	請求　点	※決定　点	一部負担金額　円 減額　割（円）免除・支払猶予
保険	1,650		
公費①	点	※　点	1,900　円
公費②	点	※　点	円

2日間の受診分（8,500円＋8,000円）

2日間の自己負担分（1,700円＋200円）

記入例⑬

法別番号 54 特定医療（指定難病）

事例

70歳未満ですべてが特定対象医療、他医療機関等での受診がない場合

①特定医療対象：200,000 円
②所得：住民税非課税 30 区オ
③公費負担限度額：35,400 円
④特定医療の自己負担限度額：5,000 円

負担額の計算方法

公費対象 200,000 円	70%	30%（60,000 円）		
	医療保険 140,000 円	高額療養費 24,600 円	特定公費 30,400 円	一部負担 5,000 円
		自己負担限度額（35,400 円）		

負担区分とレセプトの記入例

公費負担者番号①	5	4	◯	◯	◯	◯	◯	◯	公費負担医療の受給者番号①	◯	◯	◯	◯	◯	◯	◯
公費負担者番号②									公費負担医療の受給者番号②							

1 医科	①社・国 2 公費	3 後期 4 退職	1 単独 ②2 併 3 3 併	②本外 4 六外 6 家外	8 高外－ 0 高外 7
保険者番号	◯ ◯ ◯ ◯ ◯ ◯			給付割合	10 9 8 7（ ）

氏名 1男 2女 1明 2大 3昭 4平 ・ ・ 生
職務上の事由 1 職務上 2 下船後3月以内 3 通勤災害

特記事項：30 区オ

療養の給付	請求 点	※決定 点	一部負担金額 円
保険	20,000		35,400（減額 割（円）免除・支払猶予）
公費①	点	※ 点	5,000 円
公費②	点	※ 点	

ここに公費負担限度額を書きます

1カ月の患者さんの負担額は自己負担上限額までです

point

医療保険等の一部負担割合が3割の患者さんでも、特定医療（法別番号54）の一部負担割合は2割となります。指定医療機関では、診療ごとに対象医療の2割を自己負担上限額まで徴収し、上限額を超えたあとの自己負担金は徴収しません。

付録③ 患者負担一覧

表 公費負担医療の患者負担一覧

法別番号	制度・法律名	制度・法律の分類	窓口徴収	
			入院	外来
10	感染症法〔第37条の2（適正医療）〕	結核一般医療	5%	
11	感染症法〔第37条（入院医療）〕	結核入院医療	0～2万円	
12	生活保護法	医療扶助	「医療券」の患者負担額以内	
13	戦傷病者特別援護法	戦傷病者療養給付	なし	
14		戦傷病者更生医療		
15	障害者総合支援法	自立支援医療（更生医療）	原則1割	
16		自立支援医療（育成医療）		
17	児童福祉法	療育の給付	なし	
18	原子爆弾被爆者に対する援護に関する法律	原爆認定医療	なし	
19		原爆一般医療		
20	精神保健福祉法	措置入院	なし	
21	障害者総合支援法	自立支援医療（精神通院医療）		原則1割
22	麻薬及び向精神薬取締法	麻薬入院措置	0～2万円	
23	母子保健法	養育医療	なし	
24	障害者総合支援法	自立支援医療（療養介護医療）	原則1割	

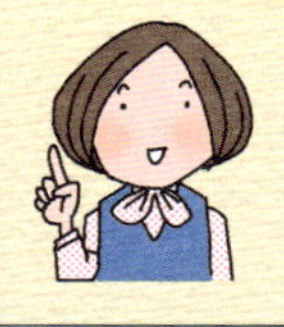

困ったときにはこれをチェック！

窓口徴収		自己負担額に関する備考
入院時 食事療法 標準負担額	入院時 生活療養 標準負担額	
		医療費の 0.5 割
なし		全額公費負担 〔所得税額により自己負担あり（上限額：2 万円)〕
なし		全額公費負担 (所得により負担金あり) ※入院時の本人支払額は食事・生活療養標準負担額を含める。 また総医療費を超えないこと
なし		全額公費負担
原則あり		原則医療費の 1 割（所得に応じて負担上限額あり） ※「受給者証」と「自己負担上限額管理票」を確認
なし		全額公費負担 〔所得税額により自己負担あり（上限額：2 万円)〕
なし		全額公費負担
なし		全額公費負担 〔所得税額により自己負担あり（上限額：2 万円)〕
		原則医療費の 1 割（所得に応じて負担上限額あり） ※「受給者証」と「自己負担上限額管理票」を確認
なし		全額公費負担 〔所得税額により自己負担あり（上限額：2 万円)〕
なし		全額公費負担 (負担能力が認定された保護者は公費が直接徴収)
原則あり		原則医療費の 1 割（所得に応じて自己負担あり）

法別番号	制度・法律名	制度・法律の分類	窓口徴収	
			入院	外来
25	中国残留邦人等の円滑な帰国の促進及び永住帰国後の自立の支援に関する法律	中国残留邦人	なし	
28	感染症法	一類・二類感染症	0〜2万円	
29		新感染症		
30	心神喪失等の重大な他害行為を行った者の医療及び観察等に関する法律	心神喪失	なし	なし
38	肝炎治療特別促進事業	肝炎治療特別促進事業	なし（住民税課税の場合は「肝炎治療受給者証」の患者負担額以内）	
51	難病の患者に対する医療等に関する法律	特定疾患治療研究事業	なし	
52	児童福祉法	小児慢性特定疾病に関する助成	「小児慢性特定疾病医療受給者証」の患者負担額以内で2割 （生活保護受給者はなし）	
53	児童福祉法	児童福祉施設措置医療	なし	
54	難病の患者に対する医療等に関する法律	特定医療 （指定難病）	「特定医療費（指定難病）受給者証」の患者負担額以内で2割 （生活保護受給者はなし）	
66	石綿による健康被害の救済に関する法律	石綿健康被害救済制度	なし	

	窓口徴収		自己負担額に関する備考
	入院時 食事療法 標準負担額	入院時 生活療養 標準負担額	
	なし		全額公費負担（ただし、「医療券」に支払い額の記載がある場合はその額を本人より聴取）
	なし		全額公費負担 （所得税額により自己負担あり）
	なし		全額公費負担 〔所得税額により自己負担あり（上限額：2 万円）〕
	なし		全額公費負担
	あり		所得により自己負担あり（上限額：1 万円または 2 万円）
	なし		全額公費負担
	なし （新規認定者のみ 1/2 自己負担）		原則医療費の 2 割（所得に応じて自己負担あり） 新規認定者は食事 1/2 自己負担 ※「小児慢性特定疾病医療受給者証」と「自己負担上限額管理票」を確認
	なし		全額公費負担
	なし（生活保護受給者はなし、経過措置者は 1/2 自己負担）		原則医療費の 2 割（所得に応じて自己負担あり） 新規認定者食事全額自己負担（既認定者 1/2 自己負担） ※「特定医療費（指定難病）受給者証」と「自己負担上限額管理票」を確認
	なし		全額公費負担

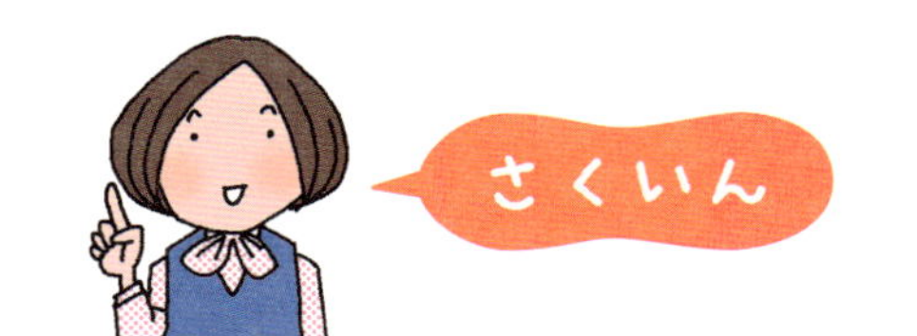

「自己負担上限額管理票」の記入例は
下記のページに掲載しています
・・・・・・・・p.11, 47, 77, 117, 131, 142

英字

ALS ・・・ 94
B型ウイルス性肝炎 ・・・ 115
C型ウイルス性肝炎 ・・・ 115

あ行

アスベスト ・・・ 147
あへん ・・・ 84
石綿健康被害医療手帳 ・・・ 147
石綿健康被害救済制度 ・・・ 147
石綿による健康被害の救済に関する法律 ・・・ 147
一類感染症 ・・・ 103
医療型個別減免制度 ・・・ 97
医療観察診療報酬明細書 ・・・ 113
医療券 ・・・ 28, 30, 101
医療費控除制度 ・・・ 159
医療費助成制度 ・・・ 13
医療扶助 ・・・ 28
医療要否意見書 ・・・ 30, 101
インターフェロン ・・・ 115

か行

介護保険制度 ・・・ 6
解除通知文 ・・・ 72
喀痰塗抹検査 ・・・ 22
肝炎治療自己負担限度額月額管理票 ・・・ 119
肝炎治療受給者証 ・・・ 119
肝炎治療受給者証交付申請書 ・・・ 119
肝炎治療特別促進事業 ・・・ 115
肝がん ・・・ 121
患者票 ・・・ 17, 24
患者負担 ・・・ 190
感染症患者医療費公費負担申請書 ・・・ 107
感染症法 ・・・ 14, 22, 103
救急医療管理加算 ・・・ 154
休日夜間医療証 ・・・ 35
急性薬物中毒 ・・・ 87
協会けんぽ ・・・ 2
業務災害 ・・・ 4, 152
筋萎縮性側索硬化症 ・・・ 94
緊急措置入院 ・・・ 73
筋ジストロフィー ・・・ 94
組合管掌健康保険 ・・・ 2
組合けんぽ ・・・ 2
クロイツフェルト・ヤコブ病 ・・・ 124
結核 ・・・ 22, 56
結核一般医療 ・・・ 14
結核医療費公費負担申請書 ・・・ 17, 24
結核指定医療機関 ・・・ 17, 24
結核入院医療 ・・・ 22
現金給付 ・・・ 71
原子爆弾被爆者に対する援護に関する法律 ・・・ 62
限度額適用認定証 ・・・ 158
原爆一般医療 ・・・ 62
原爆症 ・・・ 63
原爆症認定書 ・・・ 66
原爆認定医療 ・・・ 62
現物給付 ・・・ 71
高額医療費貸付制度 ・・・ 159
高額療養費制度 ・・・ 158, 159
後期高齢者医療制度 ・・・ 3
更生医療券 ・・・ 36, 39
公費負担医療制度 ・・・ 4, 8
国民健康保険 ・・・ 3
五類感染症 ・・・ 111

さ行

里親 ・・・ 135
三類感染症 ・・・ 111
自己負担上限額管理票 ・・・ 10
自傷他害 ・・・ 72
指定自立支援医療機関 ・・・ 75
指定通院医療機関 ・・・ 113
指定難病 ・・・ 139, 160
指定入院医療機関 ・・・ 113
指定療育医療機関 ・・・ 57, 89
児童自立支援施設 ・・・ 135
児童福祉施設措置医療 ・・・ 135
児童福祉法 ・・・ 56, 128, 135
児童養護施設 ・・・ 135
自賠一括 ・・・ 156
自賠責保険制度 ・・・ 5, 155
社会保険 ・・・ 2
重度心身障害者医療費助成制度 ・・・ 50
受給者証 ・・・ 10
受診券 ・・・ 137
障害者総合支援法 ・・・ 43, 74, 94

障害者福祉サービス受給者証 ……… 94, 96
償還払い ……… 71
小児慢性特定疾病医療受給者証 ……… 132
小児慢性特定疾病に関する助成 ……… 128
職域保険 ……… 2
自立支援医療（育成医療）……… 43
自立支援医療意見書 ……… 48
自立支援医療（更生医療）……… 43
自立支援医療（精神通院医療）……… 74
自立支援医療費支給認定申請書 48
自立支援医療費（精神通院）支給認定申請書 ……… 78
自立支援医療（療養介護医療）……… 94
自立支援医療受給者証 ……… 78
新型インフルエンザ ……… 103
新感染症 ……… 103
人身傷害一括 ……… 156
心神喪失 ……… 112
心神喪失等の状態で重大な他害行為を行った者の医療及び観察等に関する法律 ……… 112
身体障害者手帳 ……… 44
診断書（自立支援医療費（精神通院）用）……… 78
診療依頼書 ……… 28, 31
スモン ……… 124
生活保護 ……… 28
生活保護法 ……… 28
精神障害者の措置入院解除について ……… 72
精神保健指定医 ……… 86
精神保健福祉法 ……… 72
全国健康保険協会管掌健康保険 ……… 2
潜在性結核感染症 ……… 14
戦傷病者更生医療 ……… 36
戦傷病者手帳 ……… 36
戦傷病者特別援護法 ……… 36
戦傷病者療養給付 ……… 36
措置入院 ……… 72

た行

大麻 ……… 84
地域保険 ……… 3
中国残留邦人 ……… 99
中国人残留邦人等の円滑な帰国の促進及び永住帰国後の自立の支援に関する法律 ……… 99
通勤災害 ……… 4, 152
低体重児出生届 ……… 90
てんかん ……… 74
特定医療 ……… 139
特定医療費支給認定申請書 ……… 143
特定医療費（指定難病）受給者証 ……… 143
特定疾患医療受給者証 ……… 125
特定疾患対象患者認定申請書 ……… 125
特定疾患治療研究事業 ……… 123
特定疾病療養受療証 ……… 53

な行

難病の患者に対する医療等に関する法律 ……… 123, 139
入院措置者入院依頼書 ……… 72
乳児院 ……… 135
二類感染症 ……… 103
認定疾病 ……… 63
認定申請書 ……… 66

は行

肺外結核 ……… 14
肺結核 ……… 14
被爆者 ……… 63
被爆者一般疾病医療機関 ……… 64
被爆者健康手帳 ……… 62, 66
被爆者健康手帳交付申請書 ……… 66
負担割合 ……… 12
プリオン病 ……… 124
文書料 ……… 34, 52, 64, 70, 82, 93, 140
保険証 ……… 10
母子保健法 ……… 88
本人確認証 ……… 99, 101

ま行

窓口で確認するもの ……… 10
麻薬 ……… 84
麻薬及び向精神薬取締法 ……… 84
麻薬入院措置 ……… 84
マル長 ……… 53

や行

養育医療 ……… 88
養育医療意見書 ……… 90
養育医療給付申請書 ……… 90
養育医療券 ……… 90
四類感染症 ……… 111

ら行

療育医療 ……… 56
療育給付意見書 ……… 58
療育給付申請書 ……… 58
療育券 ……… 56
療養介護医療受給者証 ……… 96
療養券 ……… 36, 39
療養の給付 ……… 71
療養費払い ……… 71
臨床調査個人票 ……… 143
レセプト ……… 174
労災保険制度 ……… 4, 152

● 監　修　**酒井 深有**（さかい みゆき）

株式会社 GLANTZ（グランツ）代表

200 床の病院で 10 年間勤務。受付・入院・外来など全業務に携わり、新人教育・来院応対・入院患者の現金管理・保険診療請求業務などを任される。その後、診療所・医療ソフトメーカー・調剤薬局・医療事務の現場指導・レセプト点検請負・算定指導などの現場スキルを習得し独立、株式会社設立に至る。現場教育・レセプト指導においては、各医療機関の要望に沿った指導に定評があり、すぐに現場で使えるスキルをこれまで 300 名以上に提供している。

装丁・本文デザイン　● 佐藤 綾子（Tangerine Design）
イラスト　● すぎやまえみこ
編　　集　● 株式会社ビーコムプラス

法改正・正誤等の情報につきましては、『生涯学習のユーキャン』ホームページ内でご覧いただけます。
http://www.u-can.co.jp/book

ユーキャンの医療事務お仕事マニュアル　**ゼロからわかる公費ガイド**

2019 年 4 月 19 日　初　版　第 1 刷発行

発行者　品川泰一
発行所　株式会社 ユーキャン 学び出版
〒 151-0053
東京都渋谷区代々木 1-11-1
Tel 03-3378-2226
発売元　株式会社 自由国民社
〒 171-0033
東京都豊島区高田 3-10-11
Tel 03-6233-0781（営業部）
印刷・製本　株式会社 トーオン

※落丁・乱丁その他不良の品がありましたらお取り替えいたします。お買い求めの書店か自由国民社営業部（Tel 03-6233-0781）へお申し出ください。
© U-CAN, Inc. 2019 Printed in Japan
本書の全部または一部を無断で複写複製（コピー）することは、著作権法上の例外を除き、禁じられています。